Lindenmeyer (Hrsg.)

Therapie-Tools Gruppentherapie 2

AF903771

Online-Material auf psychotherapie.tools

Mit dem untenstehenden Freischalt-Code erhalten Sie die digitalen Arbeitsmaterialien aus diesem Buch. Hierfür ist eine Registrierung auf psychotherapie.tools notwendig:

1. psychotherapie.tools/online-material öffnen.
2. Freischalt-Code eingeben.
3. Auf »Freischalt-Code einlösen« klicken. Der Code ist einmal gültig.
4. Im Warenkorb auf »Credits einlösen« klicken und Vorgang nach Login abschließen.
5. Arbeitsmaterialien nutzen.

Die Arbeitsmaterialien stehen Ihnen in Ihrem Kundenkonto unter »Mein Material« dauerhaft zur Verfügung. Sie sind für Ihren persönlichen Gebrauch bestimmt. Als Institution mit mehreren Nutzer:innen wenden Sie sich bitte an vertrieb-psychotherapie.tools@beltz.de

SKG9X4893E

Johannes Lindenmeyer (Hrsg.)

Therapie-Tools Gruppentherapie 2

Alkoholabhängigkeit • Angststörungen • Arbeitstherapie • Genusstraining • Männliche Sexualität und Partnerschaft • Nachsorge • Partnerseminar • Pathologischer PC- und Internet-Gebrauch • Pathologisches Glücksspiel • Raucherentwöhnung • Stress am Arbeitsplatz

Mit Online-Material

4., neu ausgestattete Auflage

BELTZ

Prof. Dr. Johannes Lindenmeyer
salus-klinik Lindow
Straße nach Gühlen 10
D- 16835 Lindow
E-Mail: lindenmeyer@salus-lindow.de

MIX
Papier | Fördert gute Waldnutzung
FSC® C089473

Dieses Buch ist erhältlich als:
ISBN 978-3-621-29352-5 Print
ISBN 978-3-621-29353-2 E-Book (PDF)

4., neu ausgestattete Auflage 2025
Die ersten beiden Auflagen dieses Buches erschienen unter dem Titel »Therapie-Tools Offene Gruppen 2«.

Verlagsgruppe Beltz
Werderstraße 10, 69469 Weinheim
service@beltz.de

Lektorat: Andrea Glomb
Umschlagbild: Lina Marie Oberdorfer

Herstellung: Victoria Larson
Satz: Lelia Rehm
Druck und Bindung: Beltz Grafische Betriebe, Bad Langensalza
Beltz Grafische Betriebe ist ein Unternehmen mit finanziellem Klimabeitrag (ID 15985-2104-1001).
Printed in Germany

Weitere Informationen zu unseren Autor_innen und Titeln finden Sie unter: www.beltz.de

Inhalt

Verzeichnis der Arbeits- und Informationsblätter 7

Vorwort zur 3. Auflage 12

I Einführung in die Gruppentherapie 15

1 Die Nutzungsmöglichkeiten von Arbeitsmaterialien in der Gruppentherapie 16
Johannes Lindenmeyer

2 Gruppentherapie in offenen und geschlossenen Gruppen 21
Johannes Lindenmeyer

II Arbeitsmaterialien 31

3 Alkoholabhängigkeit 32
Johannes Lindenmeyer

4 Angststörungen 73
Johannes Lindenmeyer

5 Arbeitstherapie 96
Johannes Lindenmeyer, Dirk Heise, Andre Seibt

6 Genusstraining 106
Johannes Lindenmeyer, Rita Kolling, Katrin Vogelgesang, Gabriele Waag

7 Männliche Sexualität und Partnerschaft 135
Johannes Lindenmeyer

8 Nachsorge 163
Christine Leicht, Tina Geiling, Johannes Lindenmeyer

9 Partnerseminar 182
Johannes Lindenmeyer

10 Pathologischer PC- und Internet-Gebrauch 194
Robert Schöneck, Johannes Lindenmeyer

11 **Pathologisches Glücksspiel** 225
Yvonne J. Kulbartz-Klatt, Daniel Bents, Raphael Sebastian-Rabel, Robert Schöneck, Johannes Lindenmeyer

12 **Raucherentwöhnung** 254
Ralf Jansen, Reto Cina, Johannes Lindenmeyer

13 **Stress am Arbeitsplatz** 287
Johannes Lindenmeyer, Sylvia Beisel

Anhang 315
Dokumentationsbogen 316
Literatur 317
Autorenverzeichnis 318
Hinweise zu den Teilnehmermaterialien 320

Verzeichnis der Arbeits- und Informationsblätter

3 Alkoholabhängigkeit 32

AB 1	Was will ich?	39
AB 2	Die letzten 90 Trinktage	40
AB 3	Mein Alkoholkonsum im Detail – Auswertung	42
AB 4	Promille-Grenze	43
INFO 1	Promille-Berechnung	44
INFO 2	Lebenslinie – Hinweise	45
AB 5	Lebenslinie des Alkoholkonsums	46
AB 6	Woran erkenne ich meine Abhängigkeit?	47
AB 7	Jemandem meine Abhängigkeit erklären	48
AB 8	Persönliche Anliegen	49
AB 9	Alles hat zwei Seiten	50
INFO 3	Risikotagebuch – Hinweise	51
AB 10	Risikotagebuch	52
AB 11	Mein Risikoprofil	53
AB 12	Meine Risikoentscheidung	54
INFO 4	Umgang mit Verlangen	55
INFO 5	Anleitung zur Durchführung von Expositionsübungen	56
AB 13	Expositionsübung	57
AB 14	Vorstellungsübung	58
AB 15	Ablehnungstraining	59
AB 16	Zielerreichungsskala	60
AB 17	Therapeutische Erprobungsheimfahrt	61
AB 18	Welche Selbsthilfegruppe passt zu mir?	62
AB 19	Gute Freunde – schlechte Freunde	63
AB 20	Einleitung der Nachsorge	64
INFO 6	1-Jahres-Plan – Anleitung	65
AB 21	1-Jahres-Plan	66
AB 22	Ein(e) »Verbündete(r)« an meiner Seite	67
AB 23	Notfallplan-Vertrag	68
AB 24	Rückfallprävention – Notfallkarte	69
AB 25	Meine Rückfallanalyse	70
INFO 7	Gruppenregeln zum Umgang mit Rückfällen	71
AB 26	Literatur	72

4 Angststörungen 73

AB 1	Angststörung – Welche habe ich?	79
AB 2	Angst – Warum gibt es sie überhaupt?	80
AB 3	Meine Angst Teil 1: meine körperlichen Angstreaktionen	81
AB 4	Meine Angst Teil 2: meine Angstgedanken	82
AB 5	Meine Angst Teil 3: mein Vermeidungsverhalten	83
AB 6	Meine Angstentwicklung	84
AB 7	Meine Angstkurve	85

AB 8	Medikamente	86
AB 9	Meine Partnerschaft	87
AB 10	Meine Angstsituationen	88
AB 11	Kosten-Nutzen-Analyse	89
AB 12	Expositionsbehandlung: Ja oder Nein?	90
AB 13	Erfahrungsbericht meiner ersten Expositionsübung	91
AB 14	Planung weiterer Expositionsübungen	92
AB 15	Notfallplan-Vertrag	93
AB 16	Rückmeldekarte	94
AB 17	Literatur	95

5 Arbeitstherapie 96

AB 1	Mein Arbeitsverhalten	101
AB 2	Meine Schwerpunkte in der Arbeitstherapie	102
INFO 1	Die Regeln der Arbeitstherapie	103
AB 3	Arbeitsbuch	104
AB 4	Abschlussbewertung	105

6 Genusstraining 106

AB 1	Meine Ziele der Gruppenteilnahme	111
AB 2	Die sieben Genussregeln	112
AB 3	Riechen	113
AB 4	Genussprobe Riechen	114
AB 5	Genussprotokoll Riechen	115
AB 6	Schmecken	116
AB 7	Genussprobe Schmecken	117
AB 8	Genussprotokoll Schmecken	118
AB 9	Tasten	119
AB 10	Genussprobe Tasten	120
AB 11	Genussprotokoll Tasten	121
AB 12	Hören	122
AB 13	Genussprobe Hören	123
AB 14	Genussprotokoll Hören	124
AB 15	Sehen	125
AB 16	Genussprobe Sehen	126
AB 17	Genussprotokoll Sehen	127
AB 18	Aktivitätenliste	128
AB 19	Wochenplan 1: Riechen	129
AB 20	Wochenplan 2: Schmecken	130
AB 21	Wochenplan 3: Tasten	131
AB 22	Wochenplan 4: Hören	132
AB 23	Wochenplan 5: Sehen	133
AB 24	Genussplan für zu Hause	134

7 Männliche Sexualität und Partnerschaft 135

AB 1	Meine Ziele	141
AB 2	Problembeschreibung	142
AB 3	Mein sexueller Wortschatz	143
INFO 1	Sexualität: Was ist eigentlich normal?	145
INFO 2	Ungestörte und gestörte Sexualität	146
AB 4	Mein Körper	147
AB 5	Spiegelübung	148
AB 6	Sexualität und Alkohol/Drogen	149
AB 7	Positive und negative Bedingungen für Sexualität	150
AB 8	Tabu-Themen	151
AB 9	Sexualität der Frau	152
AB 10	Komplimente machen	153
AB 11	Wünsche und Vorsätze	154
AB 12	Empfängnisverhütung	155
AB 13	Erektionsstörungen	156
INFO 3	»Necktechniken« zur Überwindung von Erektionsstörungen	157
INFO 4	Ejakulationsstörungen	158
INFO 5	Die Stopp-Start-Technik zur Überwindung von Ejakulationsstörungen	159
INFO 6	Sinnliche Massagen	160
AB 14	Erste (sexuelle) Kontakte nach dem Ende der stationären Behandlung	161
AB 15	Literatur	162

8 Nachsorge 163

AB 1	Wer bin ich?	167
AB 2	Bestandsaufnahme	168
INFO 1	1-Jahres-Plan – Anleitung	169
AB 3	1-Jahres-Plan	170
AB 4	Ein(e) »Verbündete(r)« an meiner Seite	171
AB 5	Die Stressampel	172
AB 6	Anti-Stress-Strategien	173
AB 7	Mein Anti-Stress-Plan	174
AB 8	Eine Stresssituation	175
AB 9	Eine Konfliktsituation	176
AB 10	Mein Arbeitsverhalten	177
AB 11	Was habe ich beruflich zu bieten?	178
AB 12	Wie flexibel bin ich?	179
AB 13	Rückfallanalyse	180
AB 14	Gruppenregeln zum Umgang mit Rückfällen	181

9 Partnerseminar 182

AB 1	Belohnungstagebuch »Ich verwöhne meinen Partner«	187
AB 2	Belohnungstagebuch »Den Partner erwischen, wie er mir etwas Gutes tut«	188
AB 3	Unsere Partnerschaft	189
AB 4	Meine Risikoeinschätzung	190
AB 5	Risikoentscheidung	191

AB 6	Notfallplan	192
AB 7	Literatur	193

10 Pathologischer PC- und Internet-Gebrauch 194

AB 1	Was will ich hier?	201
AB 2	Wie kam ich zum pathologischen PC- und Internet-Gebrauch?	202
INFO 1	Die letzten 28 Tage: Anleitung	203
AB 3	Die letzten 28 Tage	204
AB 4	Auswertung der letzten 28 Tage	205
AB 5	Mein Selbstbild analog und digital	206
AB 6	Konsequenzen meines PC-/Internet-Gebrauchs	207
AB 7	Was ist pathologischer PC-/Internet-Gebrauch?	209
AB 8	Wozu diente mir mein PC-/Internet-Gebrauch?	210
AB 9	Mein Problemprofil	211
AB 10	Kosten-Nutzen-Analyse	212
AB 11	Abwehrmechanismen	213
AB 12	Wo will ich hin?	214
AB 13	Medienkompetenz (ZIFON)	217
AB 14	Meine PC- und Internet-Ampel	218
AB 15	Selbstwertverstärker	219
AB 16	Aufbau neuer Aktivitäten	220
AB 17	Rückfallrisiken	221
AB 18	Verlangen nach meinem früheren PC-/Internet-Gebrauch	223
AB 19	Notfallkarte	224

11 Pathologisches Glücksspiel 225

AB 1	Wie kam ich zum Glücksspiel?	231
AB 2	Meine Glücksspielproblematik über die Lebensspanne	232
INFO 1	Die letzten 90 Tage: Anleitung	233
AB 3	Die letzten 90 Tage	234
AB 4	Meine Gedanken als Spieler	235
AB 5	Konsequenzen des Glücksspiels	236
AB 6	Mein Problemprofil	238
AB 7	Was ist pathologisches Glücksspiel?	239
AB 8	Harte oder weiche Glücksspiele?	241
AB 9	Kosten-Nutzen-Analyse	242
AB 10	Abwehrmechanismen	243
AB 11	Wo will ich hin?	244
AB 12	Selbstwertverstärker	247
AB 13	Aufbau neuer Aktivitäten	248
AB 14	Rückfallrisiken	249
AB 15	Verlangen nach Glücksspiel	251
AB 16	Notfallkarte	252
AB 17	Literatur	253

12 Raucherentwöhnung 254

AB 1	Los geht's! Oder auch nicht?	261
INFO 1	Informationen sammeln – »Raucher-Kalender«	262
AB 2	Informationen sammeln – Rauchmenge und CO-Wert	263
AB 3	Informationen sammeln – Wie stark ist meine Tabakabhängigkeit?	264
INFO 2	Informationen sammeln – Nikotinersatzprodukte	265
AB 4	Gute Entscheidung – meine Entscheidungswaage	266
INFO 3	Gute Entscheidung – positive Folgen von Tabakabstinenz	267
AB 5	Gute Entscheidung – die angenehmen Seiten des Rauchens	268
AB 6	Gute Entscheidung – Selbstbeobachtung typischer Rauchsituationen	269
AB 7	Gute Ausrüstung – Tag X	270
AB 8	Gute Ausrüstung – Tipps und Tricks bei Verlangen	271
AB 9	Gute Ausrüstung – mein Umgang mit Verlangen	272
INFO 4	Gute Ausrüstung – keine Panik vor Gewichtszunahme!	273
AB 10	Erste Etappe – Sport tut gut	275
AB 11	Erste Etappe – mein persönliches Trainingsprogramm	276
AB 12	Erste Etappe – Unterstützung durch andere	277
AB 13	Erste Etappe – Das lasse ich mir jetzt nicht mehr nehmen!	278
AB 14	Erste Etappe – Ich bin stolz und zufrieden!	279
AB 15	Rückfallprävention – mögliche Ausrutscher	280
AB 16	Rückfallprävention – ein typischer Rückfallverlauf	282
AB 17	Rückfallprävention – genießen statt rauchen	283
AB 18	Rückfallprävention – Vorstellungsbilder entwerfen	284
AB 19	Rückfallprävention – Notfallkarte	285
AB 20	Literatur	286

13 Stress am Arbeitsplatz 287

AB 1	Meine Ziele der Gruppenteilnahme	293
AB 2	Funktionen der Arbeit	295
AB 3	Mein Arbeitsplatz	296
AB 4	Mein Arbeitsverhalten	298
AB 5	Stressauslösende Arbeitsplatzbedingungen	299
AB 6	Mein persönlicher Belastungskreislauf	300
AB 7	Meine persönlichen Veränderungsziele im Umgang mit beruflichen Belastungen	301
AB 8	Stressbewältigungsstrategien am Arbeitsplatz	302
AB 9	Positive Selbstgespräche	303
AB 10	Mein eigener Chef	304
AB 11	Berufliche Ansprüche an die eigene Person	305
AB 12	Was würde ich sagen?	306
AB 13	Eine Stresssituation	307
AB 14	Eine Konfliktsituation	308
AB 15	Meine Fehlzeiten	309
AB 16	Meine Kontaktaufnahme – Vorgesetzte	310
AB 17	Meine Leistungsgrenzen erkennen	311
AB 18	Meine Leistungsgrenzen ansprechen	312
AB 19	Meinen Arbeitsplatz sichern	313

Vorwort zur 3. Auflage

Dies ist der zweite Band von Therapiematerialien für die Gruppentherapie. Für eine Vielzahl von Störungsbereichen liegen heute evidenzbasierte Gruppentherapiemanuale vor. In der Praxis ist es aber ein gewaltiger Schritt, die dort vorgesehenen Inhalte im Therapiealltag auch tatsächlich mit Patientengruppen umzusetzen. Hierbei kann der Einsatz von Therapiematerialien als Strukturierung und Stütze hilfreich sein. Dazu kommt, dass Therapiemanuale in der Regel für Therapiegruppen konzipiert sind, bei denen alle Gruppenmitglieder die Behandlung gemeinsam beginnen, die einzelnen Inhalte gemeinsam chronologisch durcharbeiten und ihre Behandlung gemeinsam beenden. In der Praxis ergibt sich aber sehr häufig die Notwendigkeit, Gruppentherapie in sogenannten »offenen Gruppen« durchzuführen. Das bedeutet, dass Patienten jederzeit zur Gruppe hinzukommen, sie verbleiben unterschiedlich lange in der Gruppe und freiwerdende Plätze werden wieder durch neue Teilnehmer »aufgefüllt«. Für dieses Gruppensetting sind die meisten Therapiemanuale nur sehr bedingt geeignet.

Die beiden Therapie-Tools-Bände »Gruppentherapie 1« und »Gruppentherapie 2« enthalten jeweils zu verschiedenen Störungs- bzw. Problembereichen themenspezifische Teilnehmermaterialien. Diese stellen erprobte Strukturierungshilfen dar, die es Patientinnen und Patienten auch in einer offenen Therapiegruppe ermöglichen, sich in einer thematisch sinnvollen Reihenfolge mit ihrer Problematik zu beschäftigen. Die Inhalte der Teilnehmermaterialien beziehen sich sowohl auf die Behandlung einzelner psychischer Störungsbereiche im engeren Sinne (z. B. Alkoholabhängigkeit oder Angststörungen) als auch auf das Training von spezifischen Fertigkeiten zur Überwindung von Teilhabeeinschränkungen (z. B. Stress am Arbeitsplatz, Arbeitstherapie, Genusstraining). Die Teilnehmermaterialien dieses Bandes stellen lediglich einen Teil der erprobten Materialien dar, der andere Teil wurde bereits im ersten Band »Therapie-Tools Gruppentherapie 1« mit 13 weiteren Themenbereichen (Alkoholmissbrauch, Alltagsplanung, Ärger und Aggression, Bewerbungstraining, Depression, Ernährung und Gesundheit, Essstörungen, Gehirn-Jogging, Medikamentenabhängigkeit, Schmerzbewältigung, Trauer und weibliche Identität) veröffentlicht.

Um den spezifischen Anforderungen ganz unterschiedlicher Rahmenbedingungen gerecht werden zu können, werden mehrere Varianten der Durchführung von geschlossenen bzw. offenen Gruppen vorgestellt. Diese Vorgehensweisen werden seit vielen Jahren in der salus klinik Lindow in einer Vielzahl von themenspezifischen Gruppen praktiziert.

Falls Sie nicht mit dem Band »Therapie-Tools Gruppentherapie 1« vertraut sind, empfehle ich, sich zunächst grundsätzlich über die verschiedenen Einsatzmöglichkeiten der Teilnehmermaterialien (Kapitel 1) sowie über die Durchführung von offenen Therapiegruppen (Kapitel 2) zu informieren, bevor Sie sich ausführlicher mit den verschiedenen themenzentrierten Gruppen Ihrer Wahl beschäftigen. Zu jeder Gruppe findet sich eine kurze Einleitung mit Hinweisen zur Indikation und den zentralen Inhalten dieses Therapieangebots, zur konkreten Einsatzmöglichkeit der Teilnehmermaterialien sowie zu veröffentlichten Therapiemanualen, mit denen das Vorgehen kombiniert werden kann. Um sich auf den Arbeits- und Informationsblättern direkt zurechtzufinden, sind alle mit verschiedenen Icons ausgestattet. An diesen können Sie sofort erfassen, was nun folgt und wie es gehandhabt werden soll. Folgende Icons werden Ihnen im Buch begegnen:

Ran an den Stift: Dieses Icon fordert dazu auf, einen Stift zur Hand zu nehmen und Antworten und Überlegungen direkt auf dem Arbeitsblatt zu notieren.

Input fürs Köpfchen: Hier werden Anregungen zum Weiter- und Ums-Eck-Denken gegeben – auf diese Weise markierte Abschnitte beinhalten Informationen für eine vertiefte Auseinandersetzung mit den Inhalten der Therapie.

Mehr Wissen: Mit diesem Icon wird auf verwendete oder weiterführende Literatur hingewiesen.

Hier kommt die Maus: Mit diesem Icon wird auf interessante Internetseiten verwiesen.

Wie sag' ich's? Mit diesem Icon sind Beispiele in wörtlicher Rede gekennzeichnet.

Hier passiert was: An dieser Stelle werden Handlungsanweisungen für Therapeuten und Patienten gegeben.

Zur Vereinfachung des Textflusses haben wir in den Kapiteln zwischen der weiblichen und männlichen Form abgewechselt. Lediglich bei der direkten Anrede in den Teilnehmermaterialien haben wir das Gendersternchen verwendet, damit sich wirklich alle Geschlechterformen gleichermaßen angesprochen fühlen können.

Die Teilnehmermaterialien können direkt aus dem Buch kopiert bzw. aus dem E-Book inside ausgedruckt werden. Von Patientinnen und Patienten werden die Arbeitsmaterialien allerdings erfahrungsgemäß besonders geschätzt und ernst genommen, wenn sie nicht als lose Kopien vorliegen, sondern in Form eines ansprechend gedruckten Teilnehmerhefts angeboten werden. Ich danke dem Beltz-Verlag, dass er dem Vertrieb von Teilnehmerheften durch die arbeitstherapeutische Übungsfirma der salus klinik Lindow zugestimmt hat. Preise, Umfang und Bestellmöglichkeit der gedruckten Teilnehmerhefte finden sich auf der Website www.salus-materialien.de.

Lindow, im Herbst 2020 *Johannes Lindenmeyer*

I Einführung in die Gruppentherapie

1 Die Nutzungsmöglichkeiten von Teilnehmermaterialien in der Gruppentherapie

2 Gruppentherapie in offenen und geschlossenen Gruppen

1 Die Nutzungsmöglichkeiten von Arbeitsmaterialien in der Gruppentherapie

Wichtig

Teilnehmermaterialien sind sowohl für die Patienten als auch für ihre Therapeuten ein Leitfaden, etwas, woran man sich im wahrsten Sinne des Wortes »festhalten kann«.

Gruppentherapie aus der Sicht der Patienten
Fast alle Psychotherapiepatienten bevorzugen eine Einzeltherapie. Sie hoffen auf Verständnis und exklusive Zuwendung durch den Therapeuten und beanspruchen für sich Verschwiegenheit und Diskretion im Umgang mit ihrer Problematik. Demgegenüber ist die Teilnahme an einer Gruppentherapie für die meisten Patienten überhaupt nicht selbstverständlich: Scham und Furcht vor Ablehnung lassen viele automatisch davor zurückschrecken, sich gegenüber anderen Personen zu öffnen. Sie befürchten ihre Bloßstellung oder die Wiederholung anderer negativer Erfahrungen mit ihrer Umwelt. Außerdem wissen sie oftmals nicht, wie sie sich in diesem für sie ungewohnten Setting verhalten sollen.

Transparenz und Sicherheit für Patienten
Es stellt eine große Erleichterung für viele Patienten dar, wenn sie zu jedem Zeitpunkt zumindest im Groben wissen, wozu sie an einer Therapiegruppe teilnehmen und was sie ganz konkret in jeder Gruppentherapiestunde erwartet. Hierbei kann der Einsatz von Teilnehmermaterialien die gebotene Transparenz und Sicherheit für die Mitglieder einer Therapiegruppe in vielerlei Hinsicht schaffen.
Vorbereitung der Gruppentherapie. Alle Teilnehmermaterialien enthalten einen kurzen Begrüßungstext, in dem die Schwerpunkte der Therapiegruppe in patientengerechter Sprache erläutert werden. Das gemeinsame Ausfüllen des ersten Arbeitsblatts durch Patient und Therapeut ermöglicht darüber hinaus eine konkrete Vorbereitung auf die erste Gruppensitzung, indem die Anliegen des Patienten an die Gruppentherapie verdeutlicht werden. Dies soll insbesondere seine persönliche Vorstellung gegenüber den anderen Gruppenteilnehmern in der ersten Gruppensitzung erleichtern. Im vertrauten und diskreten Setting der Einzeltherapie wird somit ein relativ konkreter Auftrag für die eher öffentliche Gruppentherapie erarbeitet, im Sinne einer möglichst nahtlosen Übergabe an den (dem Patienten gegebenenfalls noch nicht persönlich bekannten) Gruppentherapeuten. Gleichzeitig wird damit automatisch die Rollenverteilung zwischen Einzeltherapeut und Gruppentherapeut geklärt: Der Einzeltherapeut stellt im Sinne des fallführenden Therapeuten gemeinsam mit dem Patienten die Indikation für die Gruppentherapieteilnahme und bestimmt die dadurch zu erreichenden Ziele. Der Gruppentherapeut verantwortet dagegen die Inhalte der Gruppentherapie und damit das »Wie« der Zielerreichung. All dies schafft für den Patienten Sicherheit und erhöht gleichzeitig die Verbindlichkeit der Gruppentherapieteilnahme.

Herr X, lassen Sie uns Ihre erste Gruppentherapiesitzung gemeinsam etwas vorbereiten. Ich habe hier ein Teilnehmerheft, das Sie bitte zu jeder Gruppentherapiesitzung mitbringen. Ich weiß ja, dass Sie Ihrer Teilnahme durchaus etwas skeptisch gegenüberstehen. Gerade deshalb will ich gemeinsam mit Ihnen das erste Arbeitsblatt bearbeiten. Außerdem erleichtert es Ihnen Ihre persönliche Vorstellung in der ersten Gruppentherapiestunde. Denn ich bin sicher, der Gruppentherapeut wird Sie nach Ihren persönlichen Zielen für die Teilnahme fragen.

Falls sich Therapeut und Patient über die zu erreichenden Ziele in der Gruppentherapie nicht einig sind, so besteht die Möglichkeit, dies auf dem ersten Arbeitsblatt offen und transparent zu dokumentieren.

Nun haben wir Ihre eigenen Anliegen für die Gruppentherapie aufgeschrieben. Tatsächlich hätte ich noch ein paar ganz andere Anliegen, denen Sie möglicherweise nicht uneingeschränkt zustimmen werden. Ich würde mir aber wünschen, dass wir diese zumindest ebenfalls hier notieren.

Dem Gruppentherapeuten ermöglichen die Teilnehmermaterialien bei ausweichenden oder oberflächlichen Ausführungen bei der Vorstellung des Patienten in der ersten Gruppentherapiestunde, auf eine nicht konfrontative Weise zu reagieren.

Frau Y, Sie haben gerade gesagt, dass Sie nicht wüssten, was Sie in dieser Therapiegruppe sollen. Vielleicht lesen Sie uns einfach vor, was Sie gemeinsam mit Ihrer Bezugstherapeutin hierzu in Ihren Teilnehmermaterialien aufgeschrieben haben.

Strukturierung der Gruppensitzungen. Die Teilnehmermaterialien ermöglichen es dem Gruppentherapeuten, die einzelnen Mitglieder einer Therapiegruppe immer wieder mit bestimmten Aufgaben innerhalb der Gruppentherapiesitzungen zu betrauen, auf die sie sich vorbereiten können und die ein für alle Beteiligten erkennbares transparentes Ziel verfolgen. Ein Beispiel hierfür wäre die Auseinandersetzung mit dem Krankheitsmodell in der Behandlung von Depressionen:

Wir haben nunmehr ausführlich untersucht, welche Einflussfaktoren bei der Entstehung Ihrer Depression eine Rolle gespielt haben. Nun geht es darum, dies alles für sich selbst in einem verständlichen Erklärungsmodell zusammenzutragen. Ich bitte Sie daher, für unsere nächste Gruppentherapiestunde alle in Ihrem Fall wichtigen Aspekte in die jeweiligen Kreise des Arbeitsblattes »Meine Depression ist erklärbar« in Ihren Teilnehmermaterialien einzutragen. In unserer nächsten Gruppentherapiestunde möchte ich dann vor allem Ihnen, Herr X, die Gelegenheit geben, uns Ihre Überlegungen mitzuteilen.

Manchmal geht es dagegen eher darum, dass die Gruppenmitglieder im Sinne einer Hausaufgabe die in der Gruppenstunde erfahrenen Inhalte nunmehr auf sich selbst übertragen. In diesem Fall ist das Ausfüllen der Teilnehmermaterialien die eigentliche Hausaufgabe:

Wir haben heute über die Bedeutung von Medikamenten in der Depressionsbehandlung gesprochen. Ich möchte nun, dass Sie bis zur nächsten Gruppentherapiestunde genauer aufschreiben, welche Medikamente Sie in der letzten Zeit eingenommen haben. Verwenden Sie hierzu bitte das Arbeitsblatt »Medikamente« in Ihren Teilnehmermaterialien. Mir ist dabei besonders wichtig, dass Sie sowohl die angenehme Hauptwirkung als auch die unangenehme Nebenwirkung Ihrer Medikamente aufschreiben. Außerdem interessiert mich, wie exakt Sie Ihre Medikamente nach den Vorgaben Ihres Arztes eingenommen haben. Erfahrungsgemäß sind wir alle dabei nicht so ganz exakt.

Stärkung von Selbstmanagement. Sinn und Zweck einer Gruppentherapie ist die zunehmende Selbstständigkeit und Eigenverantwortung der Teilnehmer hinsichtlich der Umsetzung von vereinbarten Veränderungszielen im Alltag. Der Einsatz der Teilnehmermaterialien ermöglicht den Patienten eine gezielte Übertragung der Therapieinhalte auf ihre Alltagssituation und eine Dokumentation der dabei gemachten persönlichen Erfahrungen. Hierdurch wird automatisch verdeutlicht, dass die eigentliche Veränderungsarbeit durch den Patienten zwischen den Therapiestunden geschieht und ein passives »Konsumieren« von Gruppentherapiestunden wenig hilfreich wäre.

Bitte protokollieren Sie bis zu unserer nächsten Gruppentherapiestunde alle positiven Aktivitäten, die Sie gezielt erprobt haben. Bitte vergessen Sie hierbei nicht jene Aktivitäten, die Sie sich zwar vorge-

nommen hatten, aber dann doch lieber gelassen haben. Auch diese Information ist für uns sehr wichtig. Ich bin gespannt darauf, was Sie bis zum nächsten Mal in Ihren Unterlagen alles notiert haben.

Gruppentherapie aus der Sicht von Therapeuten

Auch für Therapeuten stellt die Durchführung einer Therapiegruppe eine besondere Herausforderung dar. Während es in einer Einzeltherapie durchaus möglich ist, zunächst einmal abzuwarten, was der Patient in die Therapiestunde »mitbringt« (viele Therapeuten bereiten ihre Therapiestunden daher nicht weiter vor), ist ein solches Vorgehen im Rahmen einer Gruppentherapie aus mehreren Gründen nicht ratsam:

- Es vergeht wertvolle Therapiezeit mit der Einigung auf ein Thema.
- Man wird nicht allen Patienten gerecht, bestimmte Anliegen von Minderheiten der Teilnehmer drohen unter den Tisch zu fallen.
- Für die Behandlung zentrale Themenbereiche kommen gegebenenfalls niemals zur Sprache, weil sie von allen Patienten gezielt vermieden oder übersehen werden. Stattdessen stehen eher irrelevante Themen (z. B. das Klagen über das Klinikessen) im Vordergrund.
- Gegebenenfalls nehmen Streitigkeiten zwischen den Gruppenmitgliedern einen zu breiten Raum ein und verhindern eine themenzentrierte Gruppenarbeit.

Je nach Gruppenzusammensetzung kann Vermeidungsverhalten oder Konkurrenz um Aufmerksamkeit das Interaktionsgeschehen zwischen den Teilnehmern in ungünstiger Art und Weise dominieren.

Bei sogenannten themenzentrierten Gruppen, bei denen Therapeuten bemüht sind, bestimmte Inhalte zu fokussieren oder sich an ein fertig ausgearbeitetes Therapiemanual zu halten, besteht dagegen die Gefahr, dass die Therapiestunden zu sehr die Gestalt eines Frontalunterrichts annehmen: Der Therapeut steht an der Tafel oder einem Flipchart und versucht, den eher passiv konsumierenden Patienten das konzeptgemäß wichtige Wissen zu vermitteln.

Wichtig

Erschwerend kommt hinzu, dass die meisten Therapeuten über vergleichsweise wenig gezielte Gruppentherapieausbildung verfügen. Oftmals haben sie niemals gezielte Supervision zur Durchführung von Gruppentherapie erfahren. Häufig haben sie als Neulinge bestenfalls ein paar Mal in den Gruppentherapiestunden von erfahrenen Kollegen gesessen, bevor sie eine eigene Gruppe übernehmen mussten.

Eine besondere Situation ergibt sich schließlich durch die Notwendigkeit der Therapeutenrotation bei begrenzter Aufenthaltsdauer in stationären Einrichtungen, um Urlaubs-, Dienstausgleich- oder Fehlzeiten von Gruppentherapeuten ohne Ausfall von Gruppentherapiesitzungen überbrücken zu können. Immer wieder müssen Therapeuten hierbei relativ kurzfristig eine bestimmte Therapiegruppe übernehmen. Es kann passieren, dass der Therapeut einer Therapiegruppe innerhalb kurzer Zeit mehrmals wechselt.

Entlastung der Therapeuten durch Teilnehmermaterialien

Durch den Einsatz von Teilnehmermaterialien erleben Gruppentherapeuten unmittelbare Entlastung, indem die Verantwortung für das Gruppengeschehen von ihren Schultern weg stärker auf die Patienten als Mitakteure übertragen wird. Die Arbeitsmaterialien geben allen Beteiligten zumindest einen Hinweis darauf, welche Mitarbeit von Patientenseite möglich ist, mit welchen Themen und Fragen er sich beschäftigen könnte und welche Aufgaben er zu erledigen hätte. Viele Therapieschritte müssen dadurch nicht durch den Therapeuten individuell für den Patienten begründet werden, sie liegen zunächst als eine Art schriftliche Leitlinie vor. Eher müsste der Patient nunmehr begründen, warum ein bestimmter Teil der Materialien für ihn nicht gelten soll. Indirekt wird dabei auch die Verantwortung des Therapeuten für die Therapieinhalte zumindest tendenziell auf eine anonyme Instanz außerhalb des Gruppentherapieprozesses verschoben, Patient und Therapeut können sich hiermit als gemeinsam Betroffene auseinandersetzen. Dies wird z. B. in folgender Formulierung deutlich:

Frau Y, das nächste Arbeitsblatt in Ihren Teilnehmermaterialien handelt von Ihren geplanten Alltagsaktivitäten. Bis wann könnten Sie es bearbeitet haben?

Indem zentrale Therapieinhalte durch die Teilnehmermaterialien vorgegeben sind, verlangt das »Was« in der Therapie nicht mehr so viel Aufmerksamkeit durch den Therapeuten. Er kann sich dadurch verstärkt auf das »Wie« der Therapie konzentrieren, d. h. auf die Optimierung des Therapieprozesses und der Interaktion zwischen den Gruppenteilnehmern. Gerade durch die relative Zunahme an inhaltlicher Standardisierung entsteht somit mehr interaktionelle Flexibilität des Therapeuten, sich auf die spezifischen Bedürfnisse einzelner Patienten oder der Gruppenzusammensetzung zu konzentrieren. Beispielsweise könnte die obige Formulierung bei einer stark narzisstischen Patientin, die jede Therapieaufgabe als Übergriff auf ihre Selbstbestimmung erlebt, in folgender Weise abgewandelt werden, um ihren Ehrgeiz in Opposition zu den Zweifeln des Therapeuten zu wecken:

Frau Y, das nächste Arbeitsblatt in Ihren Teilnehmermaterialien handelt von Ihren geplanten Alltagsaktivitäten. Sehen Sie eine Möglichkeit, dies bis zu unserer nächsten Gruppensitzung in zwei Tagen zu schaffen oder stellt dies eine Überforderung dar?

Weiterhin bieten die Teilnehmermaterialien eine schnelle Orientierungsmöglichkeit für Therapeuten im Sinne eines Protokolls. Durch die Arbeitsblätter kann man sofort Einsicht nehmen, wie weit Patienten in der Auseinandersetzung mit einer Problematik vorangeschritten sind und worin der nächste Schritt bestehen würde. Dies ist besonders dann hilfreich, wenn Therapeuten kurzfristig eine Therapiegruppe in Vertretung von Kollegen übernehmen müssen:

Für Sie und für mich ist es nicht ganz leicht, so vollkommen unvorbereitet miteinander klarkommen zu müssen. Wenn ich richtig informiert bin, dann haben einige von Ihnen für heute das Arbeitsblatt x vorbereitet. Vielleicht könnten Sie uns trotz aller Widrigkeiten vortragen, was Sie geschrieben haben.

Schließlich erleichtern die Teilnehmermaterialien die Kommunikation und den Informationsaustausch zwischen den einzelnen Mitgliedern eines therapeutischen Teams. Alle haben automatisch eine grobe Vorstellung über die Inhalte einer Therapiegruppe. Durch die Wiederholung der Bearbeitung der Arbeitsblätter prägen sich bestimmte Begrifflichkeiten ein, die immer weniger Erläuterung bedürfen. Alle wissen, was gemeint ist, und können dadurch im Behandlungsalltag viel leichter an einem Strang ziehen.

Geeignete Dokumentation

Um den Überblick über das Gruppengeschehen zu behalten, empfiehlt sich die Verwendung des auf Seite 314 abgedruckten Dokumentationsbogens. Er hat eine einfache 4-Spalten-Struktur:

Gruppe: .... Blatt: ....

Datum	Patient/ Patientin	Inhalte	Aufgaben

Dadurch wird einerseits ein übermäßiges Mitschreiben des Therapeuten in den Gruppentherapiesitzungen vermieden. Im Falle einer kurzfristigen Vertretung ist eine sofortige Groborientierung zur nahtlosen Fortsetzung des begonnenen Therapieprozesses möglich. Gleichzeitig enthebt es den Therapeuten auch von der Notwendigkeit, sich im Anschluss an die Gruppentherapiestunde Notizen machen zu müssen, da dies bereits in der Sitzung geschehen ist. Dies führt zu einer nicht unerheblichen zeitlichen Entlastung. Den Teilnehmern vermittelt die standardisierte Dokumentationsform Sicherheit, sie müssen nicht rätseln, warum sich ihr Therapeut manchmal Notizen macht und manchmal nicht, warum diese manchmal kurz sind und manchmal lang. Die Inhalte dieser Dokumentation könnten sogar von ihnen ohne Verletzung des Datenschutzes eingesehen werden.

Wichtig

Es ist entscheidend, dass Patienten gebeten werden, ihre Teilnehmermaterialien grundsätzlich zu jeder Gruppenstunde mitzubringen.

2 Gruppentherapie in offenen und geschlossenen Gruppen

In der Gruppentherapie unterscheidet man zwischen »geschlossenen« und »offenen« Gruppen.

Geschlossene Therapiegruppen

In einer geschlossenen Gruppe gibt es eine thematische Abfolge der Inhalte über mehrere Gruppenstunden, die alle Teilnehmerinnen gemeinsam durchlaufen. Das heißt, alle Patientinnen beginnen und beenden die Behandlung gemeinsam. Die Behandlungszeit ist entsprechend bei allen identisch (vgl. Abb. 2.1). Therapiemanuale sind grundsätzlich für geschlossene Gruppen geschrieben – mit spezifischen Inhalten für jede Gruppenstunde, die in didaktisch optimaler Weise aufeinander aufbauen sollen.

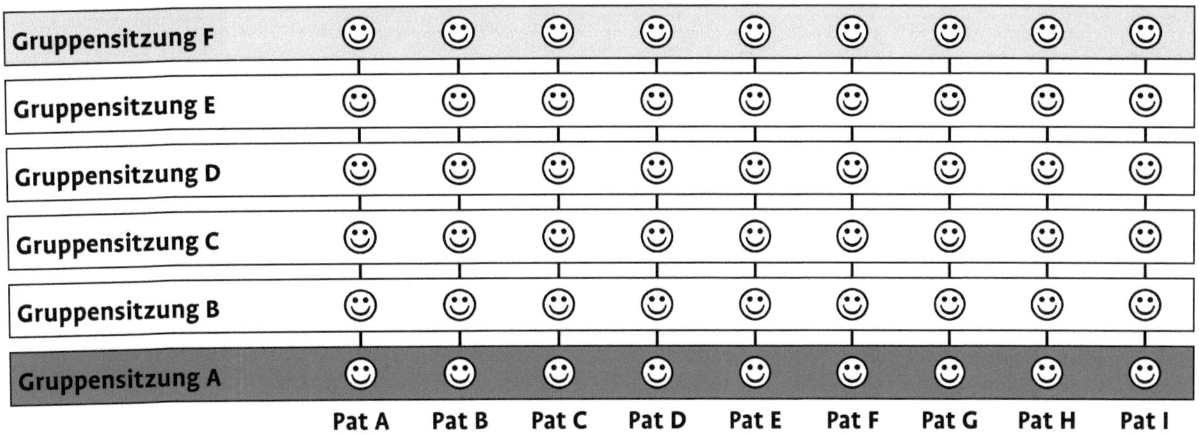

Abbildung 2.1 Geschlossene Therapiegruppe. Alle Patientinnen beginnen mit einer Einführungsstunde A (unten) und durchlaufen dann in derselben Reihenfolge die weiteren Therapiestunden bis hin zur Abschlussstunde F (oben)

In einer geschlossenen Therapiegruppe sollen alle Patientinnen alle Gruppeninhalte erhalten. Dies ist aber in der Realität selten der Fall. Tatsächlich arbeitet in einer Gruppentherapiesitzung immer nur ein gewisser Teil der Patientinnen aktiv mit, einige sind innerlich nicht beteiligt und nehmen die Therapieinhalte nicht auf. Außerdem fehlen immer wieder einzelne Gruppenmitglieder aufgrund von Krankheit oder anderer vorrangiger Termine (z. B. Heimfahrten, Kriseninterventionen).

Offene Therapiegruppen

Eine offene Gruppe bedeutet demgegenüber, dass ausscheidende Patientinnen durch neue Patientinnen ersetzt werden. Dadurch bestehen die Möglichkeiten

- einer individuell unterschiedlich langen Therapiedauer in Abhängigkeit von der Problematik einzelner Patientinnen,
- einer erheblich besseren Auslastung der Behandlungsplätze,
- einer verringerten Wartezeit, bis Patientinnen an einer Therapiegruppe teilnehmen können,
- Patientinnen bei Wiederaufnahme nach einem Rückfall einzelne Gruppensitzungen zur »Auffrischung« besuchen zu lassen.

Schließlich ist zu beachten, dass in einer offenen Gruppe nicht alle Patientinnen gleich sind, sondern dass es zu jedem Zeitpunkt altgediente Mitglieder geben kann, die schon sehr lange an der Gruppentherapie teilnehmen, sowie Neulinge, die erst vor kurzem dazugestoßen sind. Dabei kann die Zusammensetzung der Gruppe im Verlauf stark schwanken. Für einige Therapiestunden kann eine offene

Gruppe relativ homogen sein, dann kann es wieder zu starken Unterschieden, ja Gegensätzen zwischen den Teilnehmerinnen kommen.

Quantitative Abstufung an Offenheit der Therapiegruppe

Es handelt sich nicht um eine dichotome Unterscheidung zwischen offenen und geschlossenen Gruppen – innerhalb der offenen Gruppen ist der quantitative Grad an Offenheit zu beachten.

Vollkommen offene Gruppen. Hier sind ein Einstieg bzw. Austritt aus der Gruppe jederzeit möglich. Zusätzlich kann die Behandlungsdauer der Patientinnen individuell ganz unterschiedlich sein. Eine solche Gruppe kann in jeder Gruppenstunde eine vollkommen andere Zusammensetzung aufweisen (vgl. Abb. 2.2).

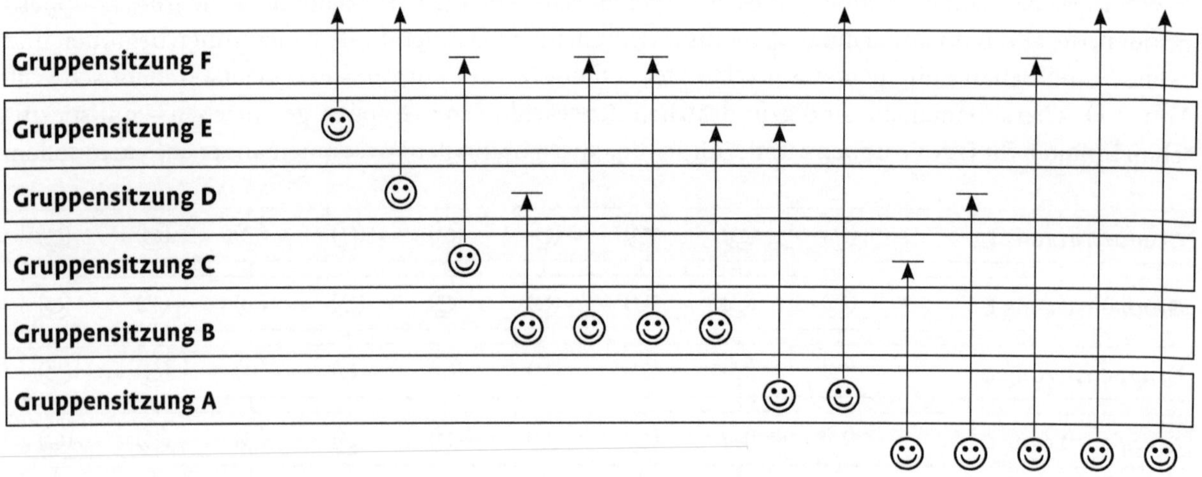

Abbildung 2.2 Vollkommen offene Gruppe. Einstieg und Austritt sind jederzeit möglich. Die Behandlungsdauer kann beliebig variieren

Halboffene Gruppen. Hier ist ein Einstieg von neuen Teilnehmerinnen immer nur in bestimmten Abständen möglich. Ebenso kann eine Mindestzahl an Gruppensitzungen für jede Teilnehmerin festgelegt werden. In diesen Gruppen ist die Fluktuation sehr viel geringer. Immer wieder wird es Phasen mit vollkommen identischer Gruppenzusammensetzung geben (vgl. Abb. 2.3).

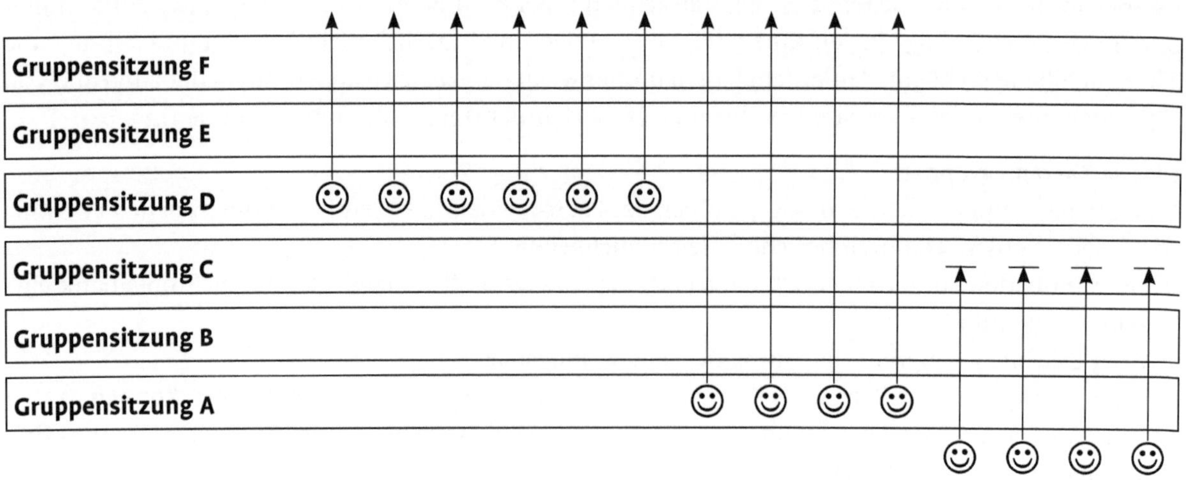

Abbildung 2.3 Halboffene Gruppe. Einstieg und Austritt sind nur in bestimmten Abständen möglich. Die Behandlungsdauer ist einheitlich für alle Patientinnen

Je nach Rahmenbedingungen ist abzuwägen, welchem Grad an Offenheit einer Therapiegruppe der Vorzug zu geben ist. Dabei stehen die Vor- und Nachteile in gegenseitiger Abhängigkeit (vgl. Abb. 2.4).

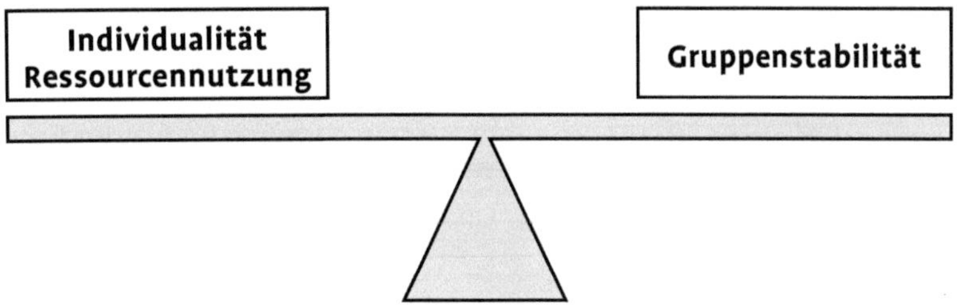

Abbildung 2.4 Die Vor- und Nachteile je nach Grad der Offenheit einer Therapiegruppe stehen in gegenseitiger Abhängigkeit

- Vollkommen offene Gruppen erlauben eine optimale Ausnutzung der Therapieplätze und haben die geringsten Wartezeiten. Sie erlauben ein Höchstmaß an Individualität für alle Gruppenteilnehmerinnen (Einstiegsmöglichkeit, Dauer der Teilnahme). Andererseits ist die Instabilität innerhalb der Gruppe hoch.
- Je mehr Einschränkungen für die Patientinnen bei einer halboffenen Gruppe vorgenommen werden, umso größer wird im Gegenzug ihre Stabilität, die wiederum die Offenheit und das gegenseitige Vertrauen zwischen den Gruppenteilnehmern erleichtert.

Zwei Grundprinzipien

Allen offenen Gruppen ist gemeinsam, dass es aufgrund der Fluktuation der Patientinnen nur bedingt möglich ist, die in den Gruppentherapiemanualen üblicherweise dargestellte Abfolge von aufeinander aufbauenden Themen über einen längeren Zeitraum einzuhalten. Die verschiedenen (unten dargestellten) Varianten der Durchführung von offenen Therapiegruppen folgen daher zwei Grundprinzipien:

(1) **Inhaltliche Kontinuität für die einzelnen Teilnehmerinnen.** Für alle Patientinnen ist jeweils ein persönlicher inhaltlicher Verlauf innerhalb der Gruppentherapie zu konzipieren, der dann intervallmäßig über mehrere Gruppenstunden fortgeführt wird.

(2) **Aufsplittung der Gruppenstunde auf mehrere Teilnehmeranliegen.** Anstatt eines einheitlichen Themas für die ganze Gruppe stehen in den einzelnen Gruppentherapiesitzungen jeweils mehrere Patientinnen mit ihren inhaltlichen Anliegen nacheinander für eine begrenzte Zeit im Mittelpunkt.

Für die Gruppentherapeutin bedeutet dies eine grundlegende, aber prinzipiell einfache Umstellung: Anstatt sich vor jeder Gruppenstunde zu fragen: »Was mache ich heute mit der Gruppe?«, geht es in einer offenen Therapiegruppe darum, für jede Therapiesitzung zu entscheiden: »Welche Patientin soll heute für wie lange im Mittelpunkt stehen?« (vgl. Abb. 2.5). Die Aufgabe der Therapeutin besteht v. a. darin,

- neuen Patientinnen die Integration in die Therapiegruppe zu ermöglichen,
- für gute instrumentelle Gruppenbedingungen zu sorgen,
- der Gruppentherapie für alle Patientinnen jeweils einzeln einen inhaltlich roten Faden zu geben.

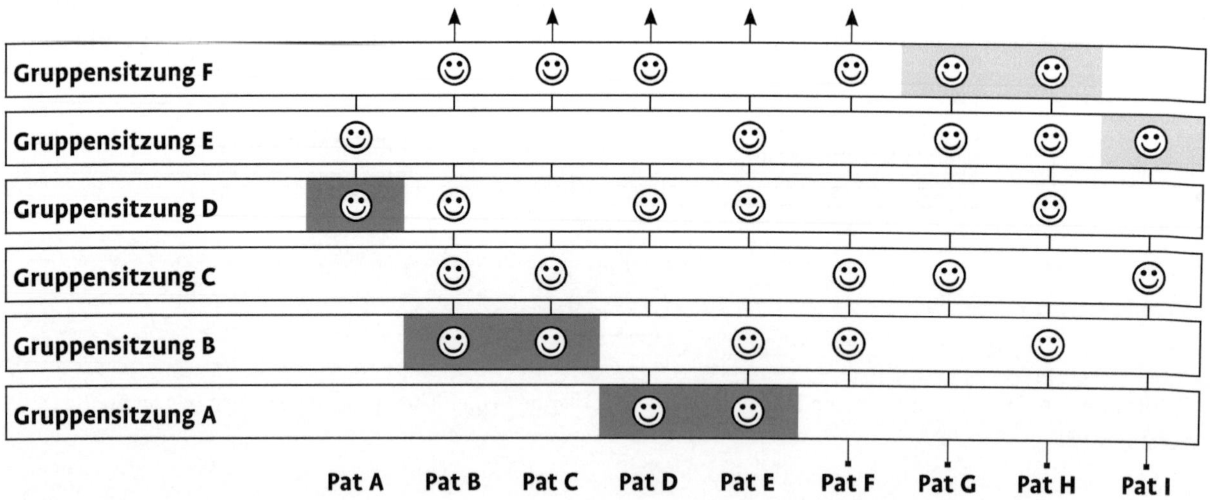

Abbildung 2.5 Die Ablaufstruktur bei offenen Therapiegruppen. In jeder Gruppenstunde stehen nur einige Patientinnen nacheinander für eine begrenzte Zeit im Mittelpunkt (Smiley). Gruppenneulinge stellen sich in ihrer ersten Gruppensitzung vor (dunkelgrau), ausscheidende Gruppenmitglieder bekommen eine Verabschiedung (hellgrau)

Einheitliche Grundstruktur der Gruppensitzung

Grundsätzlich haben Therapiesitzungen in offenen Gruppen eine feststehende zeitliche Struktur (vgl. Abb. 2.6).

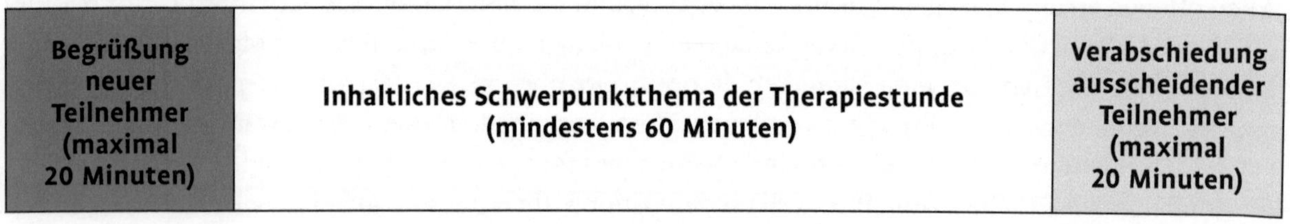

Abbildung 2.6 Zeitliche Grundstruktur von Therapiesitzungen in offenen Gruppen

Begrüßung neuer Teilnehmerinnen. Patientinnen, die zum ersten Mal an der Gruppentherapie teilnehmen, sollten immer eine kurze Begrüßung in der Therapiegruppe erfahren, in der sie sich und ihre Vorhaben kurz vorstellen. Sonst besteht die Gefahr, dass sich neue Gruppenmitglieder über einen längeren Zeitraum passiv als Zuhörer verhalten und nur spät, wenn überhaupt, in eine aktive Rolle hineinfinden. Allerdings sollte dieser Teil 20 Minuten nicht überschreiten. Die Begrüßung sollte von der Therapeutin aktiv eingeleitet werden.

Wir haben heute wieder ein neues Gruppenmitglied. Frau Y, bitte stellen Sie sich den anderen Gruppenmitgliedern kurz vor. Am besten nehmen Sie die mit Ihrer Therapeutin ausgefüllte erste Seite der Teilnehmermaterialien zu Hilfe, um uns verständlich zu machen, was Sie sich für diese Gruppe vorgenommen haben. Sie haben etwa fünf Minuten Zeit.

Sollte die neue Teilnehmerin sich in irrelevanten Details verlieren oder unangemessen kurz oder vage antworten, so hat die Gruppentherapeutin ebenfalls einzugreifen und die Patientin freundlich, aber bestimmt, auf den Inhalt des Arbeitsblatts zurückzuführen. Es ist entscheidend, dass in dieser Anfangsphase eines neuen Gruppenmitgliedes alle Dinge explizit ablaufen und jede interaktionelle Anspannung nach Möglichkeit vermieden wird, damit sich die Betroffene sicher fühlen und auf die Therapeutin verlassen kann.

Frau Y, uns läuft leider die Zeit etwas davon. Bitte orientieren Sie sich deutlicher an Ihren Notizen auf Ihrem Arbeitsblatt. Mir ist besonders wichtig, dass Sie das vortragen. Was hatten Sie dort aufgeschrieben?

Es bedarf einer ausdrücklichen Beendigung der Vorstellung durch die Therapeutin, damit das neue Gruppenmitglied spürt, dass es seine erste Therapieaufgabe erfolgreich vollendet hat:

Sehr schön, Frau Y, jetzt haben alle einen ersten Eindruck von Ihnen. Ich wünsche Ihnen, dass Ihnen die Gruppentherapie bei Ihren Vorhaben weiterhilft. Ich möchte nun, dass die anderen Gruppenmitglieder sich ebenfalls kurz vorstellen. Es reicht, wenn Sie dabei ausschließlich Ihren Namen sagen und wie lange Sie schon in unserer Gruppe sind.

Es empfiehlt sich nicht, neuen Mitgliedern jeweils ausführlich alle Regeln und Gepflogenheiten der Gruppentherapie vorab zu erklären. Hierdurch entsteht zu viel Redundanz. Stattdessen werden Regeln immer sofort bei aktuellem Bedarf erläutert. Hierbei kann die Therapeutin »ältere« Gruppenmitglieder um Mithilfe bitten, die dadurch die Regeln noch besser verinnerlichen.

Inhaltlicher Schwerpunkt der Therapiestunde. Hier geht es um die inhaltlichen Themen der Therapiegruppe. Dabei kann eine Gruppentherapiestunde lediglich ein einziges Thema oder mehrere Themen nacheinander haben, etwa

(1) einen konkreten Aspekt des inhaltlichen Hauptthemas der Gruppentherapie (z. B. Verstärkerverlust bei Depression),
(2) einen Konflikt zwischen Teilnehmern der Gruppe,
(3) eine akute Krise eines einzelnen Gruppenmitglieds.

In jedem Falle sollte die Therapeutin die inhaltlichen Schwerpunkte der Therapiestunde explizit benennen und jeweils eine ungefähre Zeitvorgabe geben.

Nun kommen wir zu den eigentlichen Inhalten unserer heutigen Therapiestunde. Mir sind heute zwei Themen wichtig. Zunächst möchte ich gern, dass wir auf die aktuelle Situation von Frau Y eingehen. Ich denke, wir sollten uns gemeinsam darum kümmern, ob wir vielleicht etwas zur Lösung beitragen können. Dafür sollten wir etwa eine halbe Stunde einplanen. Im Anschluss sollten wir aus meiner Sicht fortfahren, wie eine aktive Freizeitgestaltung bei Ihnen allen aussehen könnte. Auch dafür sollten wir ca. 30 Minuten zur Verfügung haben.

Der Schwerpunkt in diesem Teil der Gruppentherapiesitzung kann dann für die Protagonistinnen darauf liegen,

(1) von den Mitpatientinnen Rückmeldung zu erhalten,
(2) eigene Überlegungen erstmals anderen Menschen anzuvertrauen,
(3) ihre Selbstsicherheit und Selbstbehauptung zu erproben bzw. zu steigern,
(4) durch die Veröffentlichung von Veränderungszielen eine erhöhte Selbstverpflichtung einzugehen,
(5) unmittelbare Unterstützung und Hilfe durch Mitpatientinnen zu erfahren.

Häufig empfiehlt es sich, dass ein bestimmter Schwerpunkt vorher mit einzelnen Teilnehmerinnen abgesprochen wurde und sie schon den entsprechenden Arbeitsbogen in den Teilnehmermaterialien ausgefüllt haben. Das verringert die Wahrscheinlichkeit von Widerstand und Überforderung. Mitunter kann es auch günstig sein, die Patientinnen bei der Festlegung eines geeigneten Themas mit einzubeziehen.

Wichtig

Insbesondere sollten Patientinnen immer die Gelegenheit und damit aber auch die Verantwortung haben, Rückfälle, Krisen oder schwerwiegende Konflikte von sich aus anzusprechen, da ansonsten ein Weiterarbeiten nach Plan erfolglos sein dürfte. Hierzu sind folgende drei Fragen der Therapeutin zu Beginn jeder Therapiestunde geeignet:

(1) Gab es seit unserer letzten Therapiestunde unter Ihnen Rückfälle oder Beinaherückfälle, die wir vorrangig besprechen sollten?
(2) Gab es seit unserer letzten Therapiestunde schwerwiegende Krisen bei einzelnen von Ihnen, die wir vorrangig besprechen sollten?
(3) Gibt es einen schwerwiegenden Konflikt in der Gruppe, den wir vorrangig besprechen sollten?

Wenn Teilnehmerinnen zu einer bestimmten Stunde Hausaufgaben hatten, so ist es besonders wichtig, dass diese auch in dieser Gruppenstunde thematisiert werden. Falls dies einmal nicht möglich sein sollte, so sollte dies durch die Therapeutin explizit begründet werden.

Eigentlich wollte ich heute von Ihnen, Herr X, hören, wie es Ihnen zwischenzeitlich mit Ihrem Vorhaben ergangen ist, ein Gespräch mit Ihrem Arbeitgeber zu suchen. Angesichts des akuten Konflikts zwischen zwei Gruppenmitgliedern fürchte ich, dass wir dazu heute aber gar nicht kommen werden. Ich fände es auch nicht fair für Sie, wenn wir Ihr Thema in der gegenwärtigen Atmosphäre in der Gruppe abhandeln würden. Sind Sie damit einverstanden, dass wir das auf morgen vertagen?

Verabschiedung von ausscheidenden Teilnehmerinnen. Ausscheidende Gruppenmitglieder sollten unbedingt explizit verabschiedet werden. Es herrscht in Therapiegruppen schon genug Unruhe durch unvermeidliche Therapeutenwechsel sowie durch Fehlzeiten oder Abbrüche von einzelnen Gruppenmitgliedern. Wenigsten bei regulärem Ausscheiden von Patientinnen aus einer Gruppe sollte daher durch eine Art Abschiedszeremonie die Notwendigkeit von Verbindlichkeit und Transparenz in einer Gruppentherapie unterstrichen werden. Dies stellt gleichzeitig eine gute Möglichkeit dar, für die Betroffenen eine bewusste Bilanz ihrer Gruppenteilnahme zu ziehen, und für die Mitpatientinnen, ihnen noch eine letzte Rückmeldung bzw. Tipps mit auf den Weg zu geben.

Bilanzziehung. *Frau Y, nun nähert sich das Ende Ihrer letzten Gruppenstunde bei uns. Ich möchte Ihnen daher jetzt zum Abschied die Gelegenheit zu einer kritischen Bilanz Ihrer Gruppenteilnahme geben. Bitte teilen Sie uns mit, was aus Ihren Anliegen geworden ist, die Sie zu uns geführt haben, was Sie aus Ihrer Sicht erreicht haben und was noch zu tun bleibt. Wenn Ihnen etwas nicht gefallen hat, dann können Sie das jetzt auch gern einbringen.*

Abschiedsgeschenke. *Herr X, das ist nun Ihre letzte Gruppenstunde. Ich habe mir gedacht, es könnte für Sie wichtig sein, zum Abschied nochmals von allen Gruppenmitgliedern eine Art Abschiedsgeschenk mit auf den Weg zu bekommen. Ich möchte daher jetzt alle bitten, sich zu überlegen, welchen Gegenstand Sie Herrn X sozusagen als hilfreiches Werkzeug für die Erreichung seiner Ziele zum Abschied schenken möchten. Sie haben ihn in der Gruppe kennengelernt, was könnte er als Werkzeug gut gebrauchen?*

Es wird vom Einzelfall abhängen, welcher der beiden Abschiedszeremonien der Vorzug zu geben ist. Falls genug Zeit zur Verfügung steht, können natürlich auch beide Verfahren kombiniert werden.

Drei Varianten der Durchführung von offenen Gruppen

In Abhängigkeit der Settingbedingungen vor Ort ergeben sich mehrere Varianten hinsichtlich der Durchführung des Mittelteils von offenen Therapiegruppen mit jeweils unterschiedlicher inhaltlicher Grobstruktur. Es ist entscheidend, dass sowohl die Patientinnen als auch die Therapeutin diese Grobstruktur kennen, die zunehmend zur Norm wird und einen automatisierten Rhythmus entwickelt, auf dessen Einhaltung die Therapeutin immer weniger achten muss.

Wichtig

Alle Varianten sind für eine Dauer der einzelnen Gruppensitzung von 100 Minuten konzipiert. Gegebenenfalls ist nach 50 Minuten eine kurze Pause einzuplanen, um die Gruppenteilnehmer nicht zu überfordern.

Variante 1: Festes Programm mit individuellem Einstieg. Hier wird ein einheitliches Behandlungsprogramm entsprechend einem Therapiemanual bzw. den Teilnehmermaterialien mit einer festen Reihenfolge von Themen durchgeführt. Wenn der Themenzyklus abgeschlossen wurde, geht es in der nächsten Therapiestunde wieder von vorne los.

Der Vorteil dieses Vorgehens besteht in der Einfachheit und der Transparenz für die Therapeutin und die Patientinnen. Alle arbeiten in einer Gruppentherapiestunde gemeinsam an einem Thema (vgl. Abb. 2.7). Allerdings unterscheidet sich der therapeutische Anspruch an die Mitarbeit der einzelnen Gruppenmitglieder in Abhängigkeit davon, wie lange sie schon an der Gruppentherapie teilnehmen:

(1) Schon länger an der Gruppe teilnehmende Patientinnen können als Expertinnen angesprochen werden, die gegebenenfalls eine gewisse Patenfunktion für Neuankömmlinge übernehmen können.
(2) Bei neuen Patientinnen, die noch nicht lange in der Gruppe sind, gilt es in erster Linie, Überforderung zu vermeiden und für ausreichend Verstärkung zu sorgen, damit sie sich möglichst aktiv an der Gruppentherapie beteiligen.
(3) Bei Bedarf können Patientinnen im Einzelfall bestimmte Inhalte zur Wiederholung oder Vertiefung erneut durchlaufen, indem sie länger in der Therapiegruppe bleiben, als ein Durchgang aller Inhalte dauern würde.

Begrüßung neuer Teilnehmer (maximal 20 Minuten)	**Gemeinsames inhaltliches Schwerpunktthema der Therapiestunde (mindestens 60 Minuten)**	**Verabschiedung ausscheidender Teilnehmer (maximal 20 Minuten)**

Abbildung 2.7 Zeitliche Grundstruktur der Therapiesitzungen »Festes Programm mit individuellem Einstieg«

Der Nachteil eines festen Gruppentherapieprogramms bei individuellem Einstieg liegt darin, dass die inhaltliche Reihenfolge der einzelnen Inhalte bei jeder Patientin verschieden ist, je nachdem, zu welchem Zeitpunkt sie in die Gruppe eingestiegen ist. Die einzelnen Themenschwerpunkte des Programms dürfen also nur in begrenzter Weise aufeinander aufbauen und keine Teilnahme an bzw. das Wissen aus früheren Therapiesitzungen voraussetzen. Denn prinzipiell könnten in jeder Gruppensitzung wieder neue Patientinnen sein, die dann über kein Vorwissen und keinerlei Vorerfahrung verfügen. Dieses Vorgehen eignet sich beispielsweise für die Teilnehmermaterialien *Genusstraining* und *Männliche Sexualität und Partnerschaft*.

Variante 2: Mehrere teilnehmerabhängige Inhalte in jeder Gruppentherapiestunde. Bei dieser Variante liegt die Priorität darauf, dass die Therapieinhalte von jedem einzelnen Gruppenteilmitglied in einer didaktisch optimalen Reihenfolge abgearbeitet werden können. Hierzu wird der Mittelteil der Gruppentherapiestunde auf mehrere Teilnehmerinnen aufgeteilt, die jeweils ihr nächstes Modul bearbeiten (vgl. Abb. 2.8).

Da dies bedeutet, dass die einzelnen Gruppenmitglieder mitunter nur jede zweite oder dritte Therapiestunde mit ihren persönlichen Anliegen im Zentrum der Gruppentherapiestunde stehen, hier bedarf es einer besonders guten Dokumentation durch die Therapeutin, um den Überblick zu behalten. Beispielsweise ist sicherzustellen, dass alle Teilnehmerinnen in geeigneten Zeitabständen im Mittelpunkt der Gruppentherapie stehen und dass niemand übersehen wird. Außerdem hat die Therapeutin in den Gruppentherapiestunden für ein klares Zeitmanagement hinsichtlich der einzelnen Therapieepisoden zu sorgen, in denen nacheinander verschiedene Teilnehmerinnen für eine begrenzte Zeit mit ihrem Thema im Mittelpunkt stehen.

Es erleichtert die Durchführung dieser Form von offener Gruppentherapie sehr, wenn hierbei jeweils einige Teilnehmerinnen zu einer Untergruppe zusammengefasst werden, deren gemeinsames Thema dann im Mittelpunkt der Gruppentherapiestunde steht.

Begrüßung neuer Teilnehmer (maximal 20 Minuten)	**Thema Patient A**	**Thema Patient C**	**Thema Patient D, E, F**	**Thema Patient G, H**	**Verabschiedung ausscheidender Teilnehmer (maximal 20 Minuten)**

Abbildung 2.8 Zeitliche Grundstruktur der Therapiesitzungen »Mehrere teilnehmerabhängige Inhalte in jeder Gruppentherapiestunde«

Diese Variante ist bei allen Therapiematerialien geeignet. Sie erfordert von der Gruppentherapeutin eine zunächst sehr ungewohnte Umstellung, da es im Mittelteil überhaupt kein gemeinsames Thema mehr für die Gruppe gibt. Es gilt vielmehr für jede Gruppentherapiesitzung ausschließlich zu entscheiden, welche Patientin für wie lange mit welchem Thema im Fokus des Gruppenprozesses stehen soll. Erfahrungsgemäß stellt dies mit einiger Zeit allerdings überhaupt kein Problem für die Gruppentherapeutin dar. Es wird empfohlen, sich anfangs auf zwei patientenbezogene Themen für den Mittelteil zu beschränken.

Variante 3: Therapiestunde halbieren. Diese Vorgehensweise stellt gewissermaßen einen Kompromiss zwischen den beiden vorangegangenen Varianten dadurch dar, dass der Mittelteil jeder Gruppentherapiestunde halbiert wird (vgl. Abb. 2.9).

Begrüßung neuer Teilnehmer (maximal 20 Minuten)	**Gemeinsames inhaltliches Schwerpunktthema der Therapiestunde (mindestens 30 Minuten)**			**Verabschiedung ausscheidender Teilnehmer (maximal 20 Minuten)**
	Thema Patient A	**Thema Patient C**	**Thema Patient D, E, F**	

Abbildung 2.9 Zeitliche Grundstruktur der Therapiesitzungen »Therapiestunde halbieren«

Der erste Teil verläuft als festes Programm für alle Gruppenmitglieder entsprechend den Teilnehmermaterialien. Im zweiten Teil stehen dann jeweils einige Patientinnen mit ihrem persönlichen Thema im Vordergrund. Dieses Vorgehen bietet sich beispielsweise an bei den Teilnehmermaterialien *Alkoholabhängigkeit*, *Pathologisches Glücksspiel*, *Nachsorge* sowie *Raucherentwöhnung*. Während im ersten Teil die Inhalte der Teilnehmermaterialien der Reihe nach durchgegangen werden, können im zweiten Teil einzelne Gruppenmitglieder ausführlicher von ihren Versuchen berichten, bestimmte Übungen im Alltag umzusetzen oder bestimmte persönliche Schlussfolgerungen für die Zukunft aus den bislang erledigten Therapieaufgaben zu ziehen. Je länger die Teilnehmerinnen in der Gruppe sind, umso wichtiger wird für sie dieser zweite Abschnitt des Mittelteils der Gruppentherapiesitzungen.

Auch für diese Variante der Gruppentherapie in offenen Gruppen benötigt die Gruppentherapeutin ein gutes Dokumentationssystem, um den Überblick zu behalten. Außerdem bedarf es eines konsequenten Zeitmanagementsystems sowie einiger Übung, um jeweils das gemeinsame Hauptthema des Mittelteils auch tatsächlich auf eine Dauer von 30 Minuten zu beschränken. Andererseits ist diese Variante durch besonders viel Abwechslung und Kurzweil im Gruppenprozess gekennzeichnet, was insbesondere Patientinnen mit geringer Aufmerksamkeitsspanne bzw. eingeschränkter Konzentrationsfähigkeit entgegenkommt.

II Arbeitsmaterialien

3 Alkoholabhängigkeit

4 Angststörungen

5 Arbeitstherapie

6 Genusstraining

7 Männliche Sexualität und Partnerschaft

8 Nachsorge

9 Partnerseminar

10 Pathologischer PC- und Internet-Gebrauch

11 Pathologisches Glücksspiel

12 Raucherentwöhnung

13 Stress am Arbeitsplatz

3 Alkoholabhängigkeit

Hintergrund

Maximal 15 Prozent aller Alkoholabhängigen finden überhaupt den Weg in eine Suchtbehandlung. Im Vergleich zu anderen psychischen Erkrankungen fühlen Alkoholabhängige eine größere eigene Verantwortung bzw. Schuld für die Entstehung ihrer Erkrankungen, ohne sich allerdings selbst ihre Abhängigkeit plausibel erklären zu können. Entsprechend haben sie oft keine Vorstellung darüber, was sie über die Beteuerung ihres guten Willens hinaus zur Abstinenz beitragen können. Gleichzeitig erleben sie viele suchttherapeutische Verfahrensweisen als übertrieben bzw. zu wenig auf ihren Einzelfall abgestimmt.

Indikation

Alkoholabhängige in Erstbehandlung oder nach einem Rückfall. Eventuell neben der Alkoholabhängigkeit vorhandene weitere psychische Störungen werden hier nicht thematisiert. Zu ihrer Behandlung wird auf die entsprechenden anderen Teilnehmermaterialien verwiesen.

Schwerpunkte

- ▶ realistische Einschätzung des eigenen Alkoholkonsums
- ▶ Akzeptanz der Alkoholabhängigkeit
- ▶ Ableitung von persönlichen Therapiezielen
- ▶ Einbeziehung bzw. Stärkung des sozialen Stützsystems
- ▶ Rückfallprävention
- ▶ Umgang mit Rückfällen

Benötigte Materialien

- ▶ Tonträger, auf dem eigene Tondokumente zum regelmäßigen Abhören über Kopfhörer aufgenommen werden können
- ▶ Atemalkoholmessgerät

Empfohlene Durchführungsvariante

Variante 2 und 3.

Die Betroffenen haben in der Regel erhebliche Probleme, sich das wahre Ausmaß ihrer Alkoholproblematik einzugestehen bzw. ihren Veränderungswunsch in konkrete Therapieziele bzw. Therapieaufgaben umzusetzen. Zur Vermeidung von Überforderung oder Widerstand ist daher entscheidend, dass jeder Teilnehmer die Arbeitsblätter in der vorgesehenen Reihenfolge bearbeiten kann, damit die aufeinander aufbauenden Therapieinhalte eine schrittweise Auseinandersetzung mit der persönlichen Alkoholabhängigkeit ermöglichen.

Therapeutische Tipps

- ▶ Eine Alkoholabhängigkeit sollte immer als eigenständige Störung begriffen und behandelt werden, die nicht allein durch die Beseitigung von psychischen oder sozialen Problemen überwunden werden kann. Vielmehr ist es erforderlich, dass die Betroffenen lernen, den neuropsychologischen Suchtmechanismen in Rückfallrisikosituationen zu widerstehen.
- ▶ Suchtbezogene Fragen des Therapeuten sind niemals »harmlos«, da sie sich fast ausnahmslos auf Inhalte beziehen, die den Betroffenen peinlich sind oder an die sie sich beim besten Willen nüchtern nicht exakt erinnern können. Es entsteht sehr leicht eine Verhörsituation, die unbedingt vermieden werden sollte. Spaß und Erfolgserlebnisse haben in der Gruppentherapie mit Alkoholabhängigen Vorrang, da die Auseinandersetzung mit der Suchtmittelabhängigkeit an sich von den meisten Betroffenen als aversiv, zumindest aber nicht als verstärkend erlebt wird.

- Die unterschiedlichen Veränderungsphasen, in denen sich Teilnehmer hinsichtlich der Auseinandersetzung mit ihrer Suchtproblematik befinden, sind unbedingt zu beachten: Ambivalente Teilnehmer sollten nicht mit Änderungsappellen überfordert werden, sondern ausreichend Raum erhalten, das Für und Wider einer Veränderung abzuwägen. Dagegen sollten Teilnehmer mit eindeutigem Änderungswillen zügig mit konkreten Therapieaufgaben bedacht werden, damit ihre Änderungskompetenz im Verlauf von ausreichender Übung auch tatsächlich gesteigert werden kann. Und schließlich sollte bei einem Rückfall in der Therapie nicht wieder von vorn begonnen werden, stattdessen sollten sich die Behandlungsinhalte in diesem Fall auf die Überwindung des Rückfalls und die Verhinderung künftiger Rückfälle konzentrieren.
- Rückfälle haben immer Vorrang, da sie die Glaubwürdigkeit der Behandlung infrage stellen und die bisher erreichten Veränderungsfortschritte zu unterminieren drohen. Insofern ist zu Beginn jeder Gruppensitzung durch den Therapeuten immer nach Rückfällen oder Beinaherückfällen zu fragen.

Therapiemanuale

- Burtscheidt, W. (2013). Integrative Verhaltenstherapie bei Alkoholabhängigkeit (4. Aufl.). Heidelberg: Springer.
- Gutwinski, St., Kienast, Th., Lindenmeyer, J., Löb, M., Löber, S. & Heinz, A. (2016). Alkoholabhängigkeit. Ein Leitfaden zur Gruppentherapie (2. Aufl.). Stuttgart: Kohlhammer.
- Körkel, J. & Schindler, C. (2021). Rückfallprävention mit Alkoholabhängigen (2. Aufl.). Heidelberg: Springer.
- Lindenmeyer, J. (2016a). Alkoholabhängigkeit. Fortschritte der Psychotherapie – Manuale für die Praxis Bd. 6. (3. Aufl.). Göttingen: Hogrefe.
- Lindenmeyer, J. (2016b). Lieber schlau als blau (9. Aufl.). Weinheim: Beltz.
- Lippert, A. (2020). Therapieprogramm zur integrierten qualifizierten Akutbehandlung von Alkohol- und Medikamentenproblemen (3. Aufl.). Tübingen: dgvt-Verlag.

Arbeitsmaterial

AB 1 Was will ich?

Das gemeinsame Ausfüllen dieses Arbeitsblatts durch Patient und Therapeut ermöglicht eine konkrete Vorbereitung auf die erste Gruppensitzung. Wichtig ist ein individuelles Eingehen auf die Veränderungsphase des Patienten entsprechend dem transtheoretischen Veränderungsmodell von Prochaska und DiClemente (1986). Anregungen hierzu finden sich bei Lindenmeyer (2016a).

AB 2 Die letzten 90 Trinktage

Das Arbeitsblatt ermöglicht eine genaue Erhebung des Alkoholkonsums innerhalb der letzten 90 Tage. Hinweise für die Durchführung und zur weiteren therapeutischen Verwendung der Ergebnisse finden sich bei Lindenmeyer (2016a).

AB 3 Mein Alkoholkonsum im Detail – Auswertung

Das Arbeitsblatt ermöglicht anstelle grober Durchschnittswerte eine differenzierte, situationsabhängige Bestimmung des eigenen Alkoholkonsums in den letzten 90 Tagen.

AB 4 Promille-Grenze

Das Arbeitsblatt ermöglicht die Bestimmung der Promillewerte für die Situationen mit dem höchsten Alkoholkonsum innerhalb der letzten 90 Tage sowie die Zeitdauer, bis wann der Alkohol vollständig abgebaut wurde.

INFO 1 Promille-Berechnung

Hier finden sich die Formeln zur persönlichen Promilleberechnung.

INFO 2 Lebenslinie – Hinweise
Das Arbeitsblatt enthält Hinweise für die Teilnehmer zur Bearbeitung der Lebenslinie (AB 5 »Lebenslinie des Alkoholkonsums«).

AB 5 Lebenslinie des Alkoholkonsums
Das Arbeitsblatt dient der Entwicklung eines individuellen Erklärungsmodells für den eigenen Alkoholkonsum in verschiedenen Lebensphasen. Von besonderem Interesse sind hierbei v. a. sog. »Wendepunkte«, d. h. Abstinenzphasen und Rückfälle bzw. Lebensabschnitte, die mit einem Anstieg oder einer Abnahme des Alkoholkonsums verbunden sind.

AB 6 Woran erkenne ich meine Abhängigkeit?
Das Arbeitsblatt bietet Patienten die Möglichkeit, die ICD-10-Kriterien für eine Alkoholabhängigkeit kritisch auf sich selbst anzuwenden.

AB 7 Jemandem meine Abhängigkeit erklären
Vielen Alkoholabhängigen fällt es schwer, offen und ehrlich mit Bezugspersonen über ihre Abhängigkeit zu sprechen, insbesondere wenn sie in der Vergangenheit ihren Alkoholkonsum gegenüber ihrem Umfeld heruntergespielt oder verheimlicht haben. Das Arbeitsblatt hilft ihnen, sich auf ein offenes Gespräch mit einer Bezugsperson vorzubereiten.

AB 8 Persönliche Anliegen
Die Bearbeitung des Arbeitsblatts soll die Abstinenzmotivation dadurch erhöhen, dass die Teilnehmer erkennen, dass ihr Alkoholkonsum für sie wichtige Anliegen oder Lebensbereiche behindert.

AB 9 Alles hat zwei Seiten
Dieses Arbeitsblatt ermöglicht Patienten, sich ihrer Ambivalenz hinsichtlich eines künftigen Verzichts auf jeglichen Alkohol bewusster zu werden und auf dieser Grundlage eine möglichst bewusste Abstinenzentscheidung zu treffen. Hierbei ist insbesondere die Gegenüberstellung von kurz- und langfristigen Auswirkungen wichtig.

INFO 3 Risikotagebuch – Hinweise
Hier wird den Teilnehmern der therapeutische Nutzen eines Risikotagebuchs zur Erhöhung ihrer Wachsamkeit für künftige Rückfallgefahren erläutert. Sie erhalten konkrete Hinweise zur Durchführung und werden insbesondere darauf hingewiesen, dass die Eintragungen möglichst nicht retrospektiv, sondern bereits im Verlauf des Tages erfolgen sollten.

AB 10 Risikotagebuch
Das Arbeitsblatt stellt einen Protokollbogen zur Führung des Risikotagebuchs dar, in dem die Teilnehmer Verlangen, Konflikte sowie ihre Stimmung eintragen.

AB 11 Mein Risikoprofil
Grundlage dieses Arbeitsblatts ist die Taxonomie von Marlatt und Gordon (1985) von acht Rückfallrisikobereichen. Ziel ist es, dass die Patienten ihre eigene Rückfallrisikoeinschätzung hinsichtlich der acht Risikobereiche durch die Befragung von Außenstehenden kritisch überprüfen.

AB 12 Meine Risikoentscheidung
Für Alkoholpatienten stellt sich die Frage, welchen persönlichen Risikosituationen sie künftig besser aus dem Weg gehen und welche Risikosituationen sie aber nicht gänzlich vermeiden können oder wollen. Die Bearbeitung dieses Arbeitsblatts kann dabei helfen, diesbezüglich eine bewusste und umsichtige Entscheidung zu treffen.

INFO 4 Umgang mit Verlangen
Das Informationsblatt informiert über geeignete Strategien zum Umgang mit Alkoholverlangen und nimmt dadurch dieser Empfindung etwas von ihrem Schrecken. Die Teilnehmer werden aufgefordert, Erfahrungen mit den verschiedenen Strategien zu sammeln.

INFO 5 Anleitung zur Durchführung von Expositionsübungen
Auf diesem Informationsblatt finden Teilnehmer konkrete Hinweise zur Vorbereitung und Dokumentation einer Expositionsübung.

AB 13 Expositionsübung
Die Wirksamkeit von Expositionsübungen hängt entscheidend von der gemeinsamen Auswertung der Expositionserfahrung durch Patienten und Therapeuten ab. Voraussetzung hierfür ist eine möglichst genaue Protokollierung der Erlebnisse des Patienten in diesem Arbeitsblatt.

AB 14 Vorstellungsübung
Das Arbeitsblatt dient der Entwicklung eines geeigneten Textes für Vorstellungsübungen zur Rückfallprävention nach der Methode der verdeckten Kontrolle (coverant control). Außerdem kann es zur Dokumentation der Durchführung von Vorstellungsübungen genutzt werden. Hinweise zur therapeutischen Durchführung von Vorstellungübungen finden sich bei Lindenmeyer (2016a).

AB 15 Ablehnungstraining
Falls die Betroffenen unter Druck geraten, Alkoholangebote durch andere Personen abzulehnen, so stellt der Arbeitsbogen eine günstige Möglichkeit dar, sich darauf gezielt vorzubereiten. Details zu einem sogenannten Ablehnungstraining finden sich bei Lindenmeyer (2016a).

AB 16 Zielerreichungsskala
Im Sinne des Goal Attainment Scalings dient das Arbeitsblatt dazu, maximal fünf Ziele eines Teilnehmers in quantitativ abgestufter Form zu operationalisieren, um dadurch die Verbindlichkeit und Transparenz zwischen Patient und Therapeut zu steigern und Therapiefortschritte besser protokollieren und würdigen zu können.

AB 17 Therapeutische Erprobungsheimfahrt
Erprobungsheimfahrten stellen im Rahmen einer stationären Suchtbehandlung wichtige Gelegenheiten dar, um das bisher in der Therapie Erarbeitete auf den Alltag zu Hause zu übertragen. Das Arbeitsblatt dient der gezielten Planung, Selbstbeobachtung und gemeinsamen Auswertung der dabei gemachten Erfahrungen.

AB 18 Welche Selbsthilfegruppe passt zu mir?
Katamnesestudien zeigen, dass der regelmäßige Besuch einer Selbsthilfegruppe die Abstinenzchancen von Alkoholabhängigen wirksam erhöht. Das Arbeitsblatt soll den Teilnehmern dabei helfen, eine für sie geeignete Selbsthilfegruppe im Verlauf von mehreren Probebesuchen zu finden.

AB 19 Gute Freunde – schlechte Freunde
Das Arbeitsblatt soll zu einer bewussten Entscheidung darüber anregen, welche der früheren Bekannten wichtige Pfeiler des sozialen Stützsystems für dauerhafte Abstinenz und welche dagegen eher ein Rückfallrisiko darstellen.

AB 20 Einleitung der Nachsorge
Das Arbeitsblatt unterstützt die Einleitung einer nahtlosen Nachsorge im Anschluss an die Suchtbehandlung. Zunächst werden die gewünschten Schwerpunkte für die Nachsorge notiert und dann die tatsächlich mit dem Nachsorgetherapeuten getroffenen Vereinbarungen festgehalten.

INFO 6 1-Jahres-Plan – Anleitung
Die Anleitung gibt den Teilnehmern konkrete Hinweise zur Aufstellung, aber auch weiteren Nutzung des 1-Jahres-Plans.

AB 21 1-Jahres-Plan
Die meisten Rückfälle ereignen sich innerhalb des ersten Jahres im Anschluss an eine Behandlung. Das Arbeitsblatt dient der genaueren Planung dieses kritischen Zeitraums, in dem besondere Risikosituationen, aber auch alle persönlichen Vorhaben eingetragen und ihre Erledigung dokumentiert werden.

AB 22 Ein(e) Verbündete(r) an meiner Seite
Das Arbeitsblatt soll die Teilnehmer dazu anregen, gezielt nach einer Person Ausschau zu halten, die ihnen in der ersten Zeit der Abstinenz als fester persönlicher Ansprechpartner zur Seite stehen kann.

AB 23 Notfallplan-Vertrag
Etwa 30 Prozent aller Rückfälle können von den Betroffenen innerhalb von weniger als drei Tagen erfolgreich gestoppt und wieder in eine stabile Abstinenz überführt werden. Das Arbeitsblatt dient der Vereinbarung eines verbindlichen Procederes zwischen Betroffenen und wichtigen Bezugspersonen, was in diesem Fall zu tun wäre.

AB 24 Rückfallprävention – Notfallkarte
In Kreditkartengröße soll dieser Notfallplan immer bei sich getragen werden.

AB 25 Meine Rückfallanalyse
Das Arbeitsblatt dient der Vorbereitung auf die Vorstellung eines aktuell erlebten Rückfalls in der Gruppentherapie. Therapeutische Hinweise zur Aufarbeitung eines Rückfalls finden sich bei Lindenmeyer (2016a).

INFO 7 Gruppenregeln zum Umgang mit Rückfällen
Das Arbeitsblatt gibt Hinweise für einen konstruktiven Umgang mit Rückfällen in der Gruppentherapie. Die sechs aufgeführten Regeln sollen erleichtern, dass alle Teilnehmer gemeinsam aus einem Rückfall etwas über sich selbst lernen können.

AB 26 Literatur
Hier finden Betroffene Anregungen für ein vertieftes Selbststudium und können ihre dabei gewonnenen Erkenntnisse dokumentieren.

Name: ....

Alkoholabhängigkeit

Teilnehmermaterialien

Sehr geehrte, sehr geehrter Patient*in,

herzlichen Glückwunsch zu Ihrer Entscheidung, an einer Alkoholentwöhnungsbehandlung teilzunehmen. Angesichts der Tatsache, dass gerade einmal 15 Prozent aller Betroffenen den Weg in eine Suchtbehandlung finden, verdient Ihr Schritt Respekt und Anerkennung!

Nun können sich Menschen hinsichtlich der Auseinandersetzung mit dem Thema Alkohol an einem ganz unterschiedlichen Punkt befinden:

- Manche Betroffene hadern damit, dass sie zu einer Alkoholbehandlung gedrängt wurden, und fragen sich, ob das wirklich notwendig war.
- Manche Betroffene beschäftigen sich mit der Frage, ob sie künftig gänzlich auf Alkohol verzichten sollen oder lediglich etwas kürzer treten.
- Manche Betroffen haben zwar den festen Willen, abstinent zu leben, wissen aber nicht, wie das gehen soll.
- Schließlich gibt es Betroffene, die nach erfolgreicher Alkoholabstinenz wieder rückfällig wurden und sich nunmehr fragen, was sie diesmal anders machen sollen.

Das Durcharbeiten dieser Materialien soll Ihnen bei der persönlichen Beantwortung all dieser Fragen helfen und Sie bei einer erfolgreichen Bewältigung Ihrer Situation unterstützen.

Wir wünschen Ihnen viel Erfolg!

AB 1 Was will ich? **P**

Zu Beginn einer Alkoholentwöhnungsbehandlung können sich Betroffene in ganz unterschiedlichen Lagen befinden. Zur Vorbereitung der ersten Gruppenstunde kreuzen Sie bitte an, welche der folgenden vier Ausgangssituationen am besten auf Sie zutrifft, und erläutern Sie Ihren Standpunkt so konkret wie möglich.

- ☐ Ich fühle mich zu dieser Suchtbehandlung gedrängt und bin mir nicht sicher, ob sie für mich wirklich erforderlich ist.
- ☐ Ich bin mir unschlüssig, ob ich künftig vollkommen auf Alkohol verzichten soll oder lieber versuchen möchte, weniger bzw. kontrolliert zu trinken.
- ☐ Ich will künftig auf Alkohol verzichten, ich weiß aber nicht so genau, wie ich das am besten anstelle.
- ☐ Ich bin nach erfolgreicher Abstinenz wieder rückfällig geworden, mir ist unklar, was ich diesmal besser machen kann.

Erläuterung:

....

....

....

....

....

....

....

....

Zunächst geht es darum, ein möglichst genaues Bild Ihres Alkoholkonsums in den letzten 90 Tagen zu gewinnen. Natürlich ist es nicht einfach, sich an Einzelheiten über einen so langen Zeitraum zu erinnern. Wir werden daher den beigefügten Kalender benutzen, um Ihnen die Erinnerung zu erleichtern. Kopieren Sie die zweite Seite dieses Arbeitsblatts mindestens dreimal, damit Sie einen Zeitraum von 90 Tagen dokumentieren können.

Sie können die nächste Therapiestunde dadurch vorbereiten, dass Sie folgende persönlichen Eintragungen in diesem Kalender vornehmen.

Alle Fragen beziehen sich auf die Zeit vom: .... bis: ....

(1) Beginnen Sie zunächst, **persönlich wichtige Daten** wie Geburtstage, Ferien, Festlichkeiten, Krankheiten oder Unfälle in den Kalender einzutragen.

(2) Wenn Sie in den 90 Tagen …

- ▶ in einer stationären Behandlung wegen medizinischer Probleme waren, tragen Sie jeweils **STMB** ein.
- ▶ in einer stationären Behandlung wegen psychischer Probleme waren, tragen Sie jeweils **STPB** ein.
- ▶ Kontakt zu einem niedergelassenen Arzt hatten, tragen Sie jeweils **AMB** ein.
- ▶ Kontakt zu einem niedergelassenen Psychotherapeuten (hierzu zählen auch betriebliche Sozialberater oder Beratungsstellen) hatten, tragen Sie jeweils **APB** ein.
- ▶ krankgeschrieben waren, tragen Sie jeweils **K** ein.
- ▶ nicht zu Hause übernachtet haben, tragen Sie jeweils **NZHÜ** ein.
- ▶ ein Kino, Theater, Konzert oder eine Sportveranstaltung besucht haben, tragen Sie jeweils **VB** ein.
- ▶ auf einer Feier bzw. einem Fest waren, tragen Sie bitte **F** ein.

(3) Abschließend markieren Sie noch alle Tage, an denen Sie zur Arbeit/Schule/Ausbildung gegangen sind, mit **A**.

(4) Vor dem Hintergrund der drei von Ihnen ausgefüllten Kalenderblätter wird es Ihnen leichter fallen, Ihren Alkoholkonsum in den letzten 90 Tagen genauer anzugeben:

- ▶ Streichen Sie zunächst alle Tage aus, an denen Sie gar keinen Alkohol getrunken haben.
- ▶ Gehen Sie dann Tag für Tag durch und bestimmen möglichst genau
  - die Zeit,
  - die Situation / den Ort,
  - die von Ihnen getrunkene Alkoholmenge (z. B. 19.00–23.00 Uhr: Party bei Freunden, 4 Gläser Wein, 1 Glas Sekt).

Monat: .... **Jahr** ....

1.	**2.**	**3.**	**4.**	**5.**	**6.**	**7.**
8.	**9.**	**10.**	**11.**	**12.**	**13.**	**14.**
15.	**16.**	**17.**	**18.**	**19.**	**20.**	**21.**
22.	**23.**	**24.**	**25.**	**26.**	**27.**	**28.**
29.	**30.**	**31.**				

AB 3 | Mein Alkoholkonsum im Detail – Auswertung | P

Auf diesem Arbeitsblatt geht es darum, die Angaben zu Ihrem Alkoholkonsum auszuwerten. Berechnen Sie zunächst Ihre durchschnittliche Trinkmenge für die Tage, an denen Sie Alkohol getrunken haben. Benutzen Sie dabei folgende Berechnungsgrundlage:

1 Trinkeinheit =	1 kleines Glas (0,3 l) Bier	1 Glas (0,5 l) Biermischgetränk
	1 Glas (0,1 l) Wein/Sekt	1 Glas (0,02 l »einfacher«) Schnaps o. Ä.

Meine durchschnittliche Alkoholmenge an Trinktagen betrug .... Trinkeinheiten.

Dabei schwankte meine tägliche Trinkmenge zwischen .... und .... Trinkeinheiten.

An welchen Tagen habe ich mehr als sonst üblich getrunken?

An welchen Tagen habe ich weniger als sonst üblich getrunken?

An welchen Tagen habe ich überhaupt nicht getrunken?

Was waren meine drei häufigsten Trinksituationen?		
(1)	(2)	(3)

Was war meine gefährlichste Trinksituation?

Was war meine peinlichste Trinksituation?

Was habe ich Neues über meinen Alkoholkonsum gelernt?

Promille-Grenze

P

Ermitteln Sie zunächst für jene sechs Trinksituationen innerhalb der letzten 90 Tage, in denen Sie am meisten Alkohol getrunken haben, den jeweils entstandenen Promillewert.

Berechnen Sie dann, wie lange es gedauert hat, bis Sie wieder ganz nüchtern waren.

Datum	Situation/ Alkoholmenge	Promille	Ausnüchterungszeit

Hinweise zur Berechnung des Promillewertes finden Sie auf Informationsblatt 1 »Promille-Berechnung«.

Zur Berechnung Ihres Promillewertes gehen Sie bitte wie folgt vor:

(1) Zunächst müssen Sie die getrunkene Alkoholmenge in Gramm reinen Alkohol umrechnen. Für die Umrechnung gilt:

- 1 l Bier = 40 g Alkohol
- 1 Pils (0,3 l) = 13 g Alkohol
- 1 l Wein/Sekt = 90 g Alkohol
- 1 Glas Wein/Sekt (0,125 l) = 11 g Alkohol
- 1 l Spirituosen = 270 g Alkohol
- 1 einfacher Schnaps (2 cl) = 5,5 g Alkohol

(2) Dann können Sie Ihren Promillewert nach folgender Formel berechnen:

$$\text{Promille} = \frac{\text{Alkoholmenge in g}}{\text{Körpergewicht in kg} \cdot r = 0{,}7 \text{ bei Männern bzw. } 0{,}6 \text{ bei Frauen}}$$

INFO 2 Lebenslinie – Hinweise

P

Mithilfe der sogenannten »Lebenslinie« soll die Höhe des Alkoholkonsums über die Lebensspanne ermittelt werden: Wie fing alles an, wann hat sich der Konsum gesteigert, hat er auch vorübergehend abgenommen, gab es vielleicht sogar Abstinenzphasen? Hier finden Sie ein paar Hilfestellungen zur Bearbeitung dieser Therapieaufgabe.

Bitte prüfen Sie bei der Erstellung der Lebenslinie, ob folgende Lebensereignisse mit einer Veränderung Ihres Alkoholkonsums einhergingen:

- Schulabschnitte
- Ausbildung/Lehre
- Wehrdienst/Zivildienst
- Eigene Wohnung/Umzüge
- Berufsabschnitte
- Arbeitslosigkeit
- Auslandsaufenthalt
- Strafvollzug
- Konfirmation/Jugendweihe
- Feiern (Hochzeiten, andere wichtige Feiern)
- Eigene Heirat
- Scheidung
- Geburt eigener Kinder
- Todesfälle
- Entgiftungen
- Entwöhnungsbehandlungen
- Abstinenzphasen

Tragen Sie alle weiteren wichtigen Lebensereignisse, die Einfluss auf die Höhe des Alkoholkonsums hatten, in Ihrer Lebenslinie ein.

Beispiel

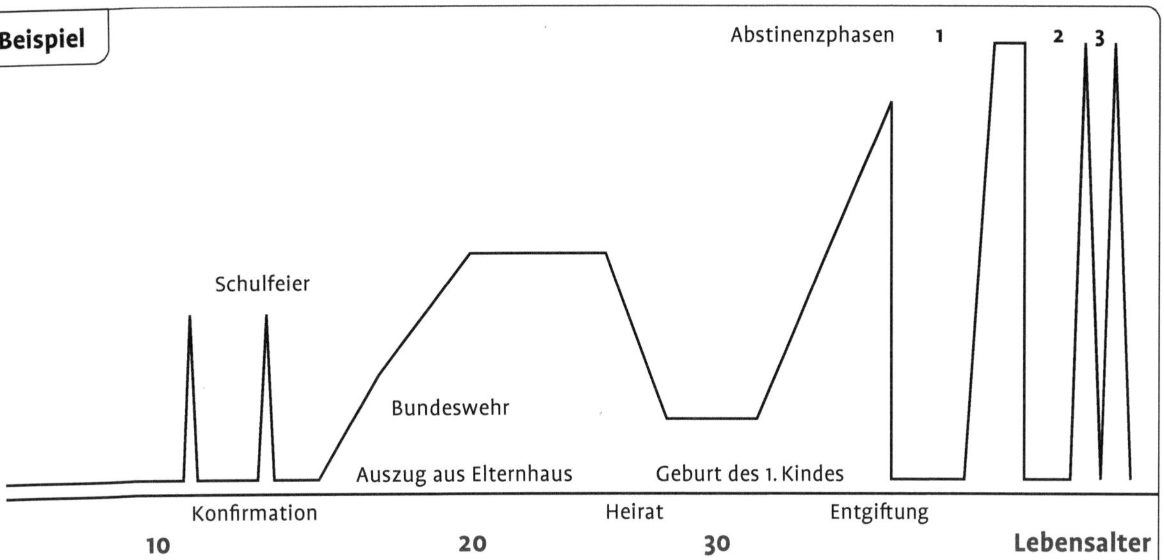

Beachten Sie, dass möglicherweise nicht alle Lebensabschnitte für die Analyse Ihrer Alkoholabhängigkeit gleich wichtig sind. Besprechen Sie daher mit Ihrem Therapeuten oder Ihrer Therapeutin, auf welchen Zeitraum Sie sich bei dieser Aufgabe konzentrieren sollen.

AB 5 **Lebenslinie des Alkoholkonsums** P

AB 6 Woran erkenne ich meine Abhängigkeit? P

Es ist nicht immer einfach, für sich selbst die Diagnose einer Alkoholabhängigkeit zu akzeptieren. Kreuzen Sie im Folgenden bitte an, welche der Kriterien einer Alkoholabhängigkeit auf Sie zutreffen und erläutern Sie anhand konkreter Beispiele jeweils ausführlich, woran Sie das erkennen können.

☐	Starker Wunsch oder eine Art Zwang, Alkohol zu konsumieren
☐	Verminderte Kontrollfähigkeit bezüglich des Beginns, der Beendigung oder der Menge des Alkoholkonsums
☐	Körperliche Entzugssymptome bei Beendigung oder Reduzierung des Alkoholkonsums
☐	Erhöhte Alkoholtoleranz (brauchte mehr Alkohol für bestimmte Wirkung)
☐	Vernachlässigung anderer Vergnügungen oder Interessen zugunsten von Alkoholkonsum
☐	Anhaltender Alkoholkonsum trotz negativer Folgen

Gibt es weitere persönliche Aspekte, woran Sie Ihre Alkoholabhängigkeit erkennen können?

Jemandem meine Abhängigkeit erklären

P

Überlegen Sie zunächst, wem Sie Ihre Alkoholabhängigkeit ausführlicher erklären wollen. Schreiben Sie dann in direkter Rede auf, was Sie dieser Person erläutern wollen.

Name der Person ....

Meine Erklärung:

Wann werde ich die Person ansprechen? ....

AB 8 Persönliche Anliegen

P

Hier geht es darum, dass Sie für verschiedene Lebensbereiche überlegen, inwieweit Ihr Alkoholkonsum von Nutzen war oder die Erreichung Ihrer Ziele behindert hat. Schreiben Sie außerdem für jeden Lebensbereich auf, welche Pläne Sie für die Zukunft haben. Abschließend bilden Sie eine Rangreihe der Wichtigkeit Ihrer Pläne.

Bereiche	Persönliche Anliegen (Was möchte ich erreichen, was ist mir wichtig?)	Hindernisse (Was steht meinem Anliegen entgegen?)	Wie unterstützt oder verhindert mein Alkoholkonsum meine Ziele?	Pläne (Was nehme ich mir für die nächste Zeit vor?)	Rang
Wohnsituation					
Beruf/ Tätigkeit					
Familie					
Freunde und Bekannte					
Partnerschaft und Sexualität					
Persönliche Veränderung					
Gesundheit					
Freizeit/ Hobby					
Sonstiges					

Alles hat zwei Seiten

P

So eindeutig auch die Notwendigkeit für einen Verzicht auf Alkohol bestehen mag, der Verzicht fällt möglicherweise nicht leicht, da Alkohol auch immer seine angenehmen Seiten hat.

Schreiben Sie daher zunächst die für Sie wichtigen Vorteile des Alkoholkonsums auf und beschreiben Sie danach die Vorteile künftiger Alkoholabstinenz auf. Unterscheiden Sie dabei jeweils die kurzfristigen und die langfristigen Vorteile.

	Vorteile von Alkohol	Vorteile von Abstinenz
Kurzfristig		
Langfristig		

INFO 3 Risikotagebuch – Hinweise

P

Viele Alkoholabhängige werden trotz bester Vorsätze von einem Rückfall überrascht. Da hilft nur ständige Wachsamkeit. Das Führen eines Risikotagebuchs ist eine gute Möglichkeit, die erforderliche Wachsamkeit zu trainieren.

Der Wert eines Risikotagebuchs hängt allerdings von der Einhaltung folgender Bedingungen ab:

- Entscheidend ist, dass Sie das Risikotagebuch nicht rückwirkend am Abend ausfüllen, sondern möglichst »online« über den Tag hinweg führen.
- Schneiden Sie daher eine Tabelle für eine Woche aus und stecken sie zusammen mit einem Stift in Ihre Tasche, sodass Sie beides über den Tag immer bei sich haben. Machen Sie Ihre Eintragungen immer sofort während des gesamten Tages.
- Um das Tagebuch so klein wie möglich zu halten und Ihnen eine rasche Eintragung im Alltag zu ermöglichen, haben wir eine einfache Kodierung gewählt:
  V = Verlangen
  R = Rückfall
  TS = frühere Trinksituation
  + = gute Stimmung
  – = negative Stimmung
  K = Konflikt/Auseinandersetzung

Wichtig

Es geht darum, dass Sie sich daraufhin beobachten, in welchen Situationen Alkohol-Verlangen bzw. Rückfälle auftreten. Idealerweise können Sie auf diese Weise Ihre persönlichen Rückfallrisikosituationen immer besser eingrenzen, vor allem aber immer klarer vorhersehen.

Zeitraum: .... bis ....

Zeit	Montag	Dienstag	Mittwoch	Donnerstag	Freitag	Samstag	Sonntag
05:00–07:00							
07:00–08:00							
08:00–09:00							
09:00–10:00							
10:00–11:00							
11:00–12:00							
12:00–13:00							
13:00–14:00							
14:00–15:00							
15:00–16:00							
16:00–17:00							
17:00–18:00							
18:00–19:00							
19:00–20:00							
20:00–21:00							
21:00–22:00							
22:00–23:00							
23:00–24:00							
24:00– 03:00							

Legende: **V** = Verlangen **TS** = frühere Trinksituation **+** = gute Stimmung
K = Konflikt/Auseinandersetzung **R** = Rückfall **–** = negative Stimmung

AB 11 **Mein Risikoprofil** P

Die Rückfallgefahr ist nicht immer gleich. Vielmehr wird es Situationen geben, in denen es Ihnen leichtfällt, auf Alkohol zu verzichten. Umgekehrt wird es Situationen geben, in denen genau dies etwas schwerer ist. Schätzen Sie bitte zunächst selbst ein, wie hoch Sie Ihr Rückfallrisiko von 0 bis 100 Prozent in den folgenden acht Risikobereichen ist. Nennen Sie zu jedem Risikobereich eigene Beispielsituationen. Dann bitten Sie im Anschluss einen Angehörigen, Ihren Therapeuten bzw. Ihre Therapeutin und Ihre Mitpatienten und Mitpatientinnen um deren Einschätzung Ihres Rückfallrisikos in den acht Risikobereichen.

Die Risikoeinschätzung erfolgt jeweils auf der Skala

0 % 20 % 40 % 60 % 80 % 100 %

Risikobereich	Beispiele	Eigene Risikoeinschätzung	Risikoeinschätzung Therapeut	Risikoeinschätzung Angehöriger	Risikoeinschätzung Mitpatienten
Unangenehme Gefühle					
Angenehme Gefühle					
Körperliche Beschwerden					
Plötzliches Verlangen					
Versuch, kontrolliert zu trinken					
Soziale Konflikte/ Streit					
Geselligkeit					
Soziale Verführung					

AB 12 **Meine Risikoentscheidung** P

Nachdem Sie Ihre Risikosituationen herausgefunden haben, gilt es eine sehr wichtige Entscheidung zu treffen: Welche Risikosituationen wollen Sie künftig klugerweise vermeiden und welchen Risikosituationen müssen Sie sich auch künftig stellen?

Folgende Risikosituationen werde ich künftig nach Möglichkeit vermeiden:

....

....

....

....

....

....

....

....

Folgenden Risikosituationen werde ich mich künftig stellen müssen:

....

....

....

....

....

....

....

....

INFO 4 Umgang mit Verlangen

P

Es ist nicht ungewöhnlich, auch während der Behandlung Verlangen beim Anblick oder Geruch von Alkohol zu bekommen. Verlangen ist eine **automatische Reaktion des Körpers**, für die man als Betroffener nichts kann. Verlangen ist insofern kein Ausdruck von fehlender Abstinenzmotivation oder mangelndem Therapieerfolg. Entscheidend ist aber, wie man über Verlangen nach Alkohol als Betroffener denkt und wie man damit umgeht.

Wichtig

Verlangen nach Alkohol ist eine **vorübergehende Empfindung**, die von ganz allein wieder verschwindet, wenn man ihr nicht nachgibt. Man kann Verlangen am besten mit einer maunzenden Katze vergleichen: Diese hört irgendwann von selbst auf zu maunzen, wenn sie trotz anhaltender Bettelei nicht gefüttert wird.

Es besteht somit bei Verlangen nach Alkohol kein Grund zur Panik. Auch Ihr Verlangen wird nach einiger Zeit von allein wieder nachlassen. Es gibt aber verschiedene Möglichkeiten, sich dieses zu erleichtern:

- Sprechen Sie bei Alkoholverlangen mit Ihrem Therapeuten bzw. Ihrer Therapeutin oder Ihren Mitpatienten und Mitpatientinnen. Es ist die übereinstimmende Erfahrung aller abstinent lebenden Alkoholiker, dass Verlangen nach Suchtmitteln allein schon durch ein **Gespräch mit Gleichgesinnten** wieder abklingt. Nicht zuletzt diese Erfahrung hat zur Gründung von Selbsthilfegruppen geführt. Außerdem kann Ihnen Ihr Therapeut bzw. Ihre Therapeutin gezielte Hilfestellung im Umgang mit Verlangen nach Alkohol geben. Die erfolgreiche Bewältigung von Alkoholverlangen ist immer auch eine Möglichkeit, in der eigenen Abhängigkeitstherapie einen wichtigen Schritt weiterzukommen.
- **Positive Ablenkung**. Genießen Sie eine gute Speise oder alternativ ein wohlschmeckendes Getränk, schauen Sie sich einen spannenden Film an, hören Sie gute Musik oder betätigen Sie sich sportlich. Entscheidend ist, dass Sie etwas tun, das Ihre Aufmerksamkeit fesselt und Ihnen Spaß macht. Vermeiden Sie Einsamkeit, Langeweile oder belastende Gespräche so lange, bis Ihr Verlangen nach Alkohol wieder abgeklungen ist.
- Denken Sie bewusst an Ihre **negativen Erfahrungen** mit Alkohol. Erinnern Sie sich gezielt an das Schlimmste oder Peinlichste, was Sie unter Alkoholeinfluss getan haben. Zur Verstärkung des Effekts schreiben Sie dieses Erlebnis am besten auf und lesen sich Ihren Text immer wieder durch.

Hier können Sie weitere Strategien aufschreiben, die Sie zum kurzfristigen Umgang mit Alkoholverlangen erarbeitet haben.

....

....

....

....

INFO 5 Anleitung zur Durchführung von Expositionsübungen

P

Expositionsübungen stellen eine wichtige Möglichkeit dar, sich auf die Bewältigung von Risikosituationen und insbesondere Verlangen nach Alkohol vorzubereiten. Für ihren Nutzen ist aber die Beachtung der folgenden Hinweise entscheidend:

- Expositionsübungen können für Außenstehende befremdlich und missverständlich sein. Führen Sie Expositionsübungen daher nur durch, wenn Sie Ihre Angehörigen informiert haben und diese das Vorgehen verstanden haben und damit einverstanden sind. Wir wollen das Vertrauen Ihrer Angehörigen stärken und sie nicht verunsichern.

- Expositionsübungen wirken erst, wenn sie mehrmals wiederholt werden. Das mag nicht immer angenehm oder abwechslungsreich erscheinen, es geht aber darum, die Erfahrung des allmählichen Abnehmens der Versuchung, Alkohol zu trinken, möglichst oft zu wiederholen. Nur so können sich in unserem Gehirn neue Gewohnheiten oder Automatismen ausbilden. Bedenken Sie, wie oft Sie in bestimmten Situationen früher »automatisch« getrunken haben.

- Expositionsübungen setzen voraus, dass Betroffene zunächst aktiv daran mitwirken, dass Alkoholverlangen bzw. die Versuchung zu Trinken aufkommen kann. Es geht nicht darum, sich trotzig zu beweisen, dass man mit festem Willen alles im Griff hat, sondern es geht darum, dass Sie Erfahrungen im Umgang mit automatischen Reaktionsweisen Ihres Suchtgedächtnisses machen.

- Es geht bei einer Expositionsübung auch nicht darum, Alkoholverlangen oder andere unangenehme Gefühle oder Gedanken möglichst schnell loszuwerden. Es geht darum, sie auszuhalten, zu beobachten und zu warten, was passiert, wenn man ihrem Impuls nicht nachgibt. Gefragt ist somit eher eine experimentelle Haltung, indem man ausprobiert: »Was passiert, wenn ich …«. Zur Erleichterung dokumentieren Sie Ihre Erlebnisse während der Übung bitte möglichst genau in der Grafik (AB 14 »Expositionsübung«).

- Ebenso wichtig wie die Durchführung der Exposition ist die spätere Auswertung gemeinsam mit Ihrem Therapeuten bzw. Ihrer Therapeutin. Hierbei geht es vor allem um folgende Fragen:
  - Wie erkläre ich mir den Anstieg oder das Nachlassen der Versuchung / des Alkoholverlangens in einzelnen Momenten der Expositionsübung?
  - Welche Haltungen, welche Gedanken und welche Handlungen haben mein Alkoholverlangen bzw. meine Versuchung eher erhöht, welche haben sie eher verringert?
  - Stärkt oder schwächt die Erfahrung meine Abstinenzzuversicht für die Zukunft?
  - Welche Expositionsübung könnte als nächstes geeignet sein?

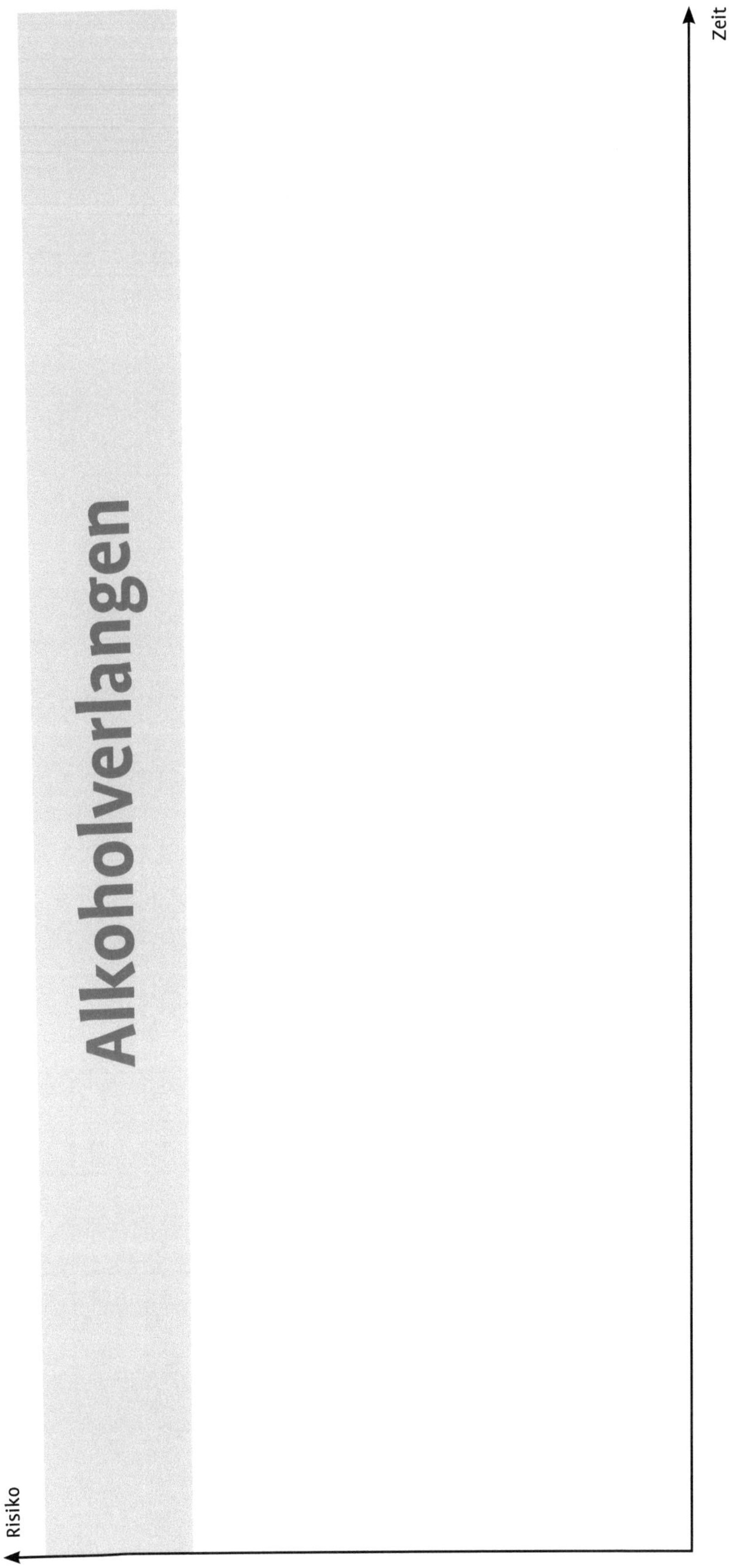

Schlussfolgerungen für die Zukunft

....

....

....

....

AB 14 Vorstellungsübung P

Beschreiben Sie eine Risikosituation und Ihre beabsichtigte Bewältigung in Ich-Form.

Beschreiben Sie Ihre Risikosituation:

....

....

....

....

....

Beschreiben Sie Ihre Bewältigung:

....

....

....

....

....

Der Wert der Vorstellungsübungen hängt davon ab, wie oft Sie selbstständig in Gedanken üben. Protokollieren Sie hier Ihre Fortschritte:

		Zahl der Übungsdurchgänge									
Einschätzung		1	2	3	4	5	6	7	8	9	10
	1										
	2										
	3										
	4										
	5										
	6										

Einschätzung der Übungssituation auf einer Skala von 1–6
6 bedeutet: Ich kann mir die Übungssituation klar und deutlich vorstellen.
1 bedeutet: Ich kann mir die Übungssituation überhaupt nicht vorstellen.

Um welche **soziale Verführungssituation** handelt es sich?

....

....

....

Wer sind die Beteiligten?

....

....

....

Plan: Was will ich sagen bzw. tun?

....

....

....

Wie verhalten sich die Beteiligten?

....

....

....

Auf **welches Verhalten** muss ich bei mir besonders achten?

....

....

....

Schwierigkeitsgrad	1	2	3	4	5	6
	min.					max.

- ▶ Vor Durchführung der Situation Einschätzung durch Kreis O kennzeichnen.
- ▶ Nach Durchführung der Situation Einschätzung durch Kreuz × kennzeichnen.

Zielerreichungsskala

Eine Alkoholabhängigkeit ist häufig mit der Neigung zum Schwarz-Weiß-Denken verbunden. Wenn wir uns Veränderungsziele vornehmen, dann ist es allerdings günstiger, wenn wir mehrere Stufen der Zielerreichung beschreiben.

Benennen Sie daher zunächst Ihr angestrebtes Ziel und versuchen Sie unter »angestrebter Endzustand« möglichst konkret zu beschreiben, was Sie erreichen wollen.

Danach beschreiben Sie unter + 1 und +2 in zwei Stufen, was noch besser wäre. Schließlich beschreiben Sie unter –1 und –2 zwei Stufen, die zwar einen Fortschritt gegenüber jetzt, aber noch nicht den angestrebten Endzustand bedeuten würden.

Ziel:

+2 deutlich mehr als erwartet

....

....

+1 mehr als erwartet

....

....

0 angestrebter Endzustand:

....

....

–1 etwas weniger als erwartet:

....

....

–2 deutlich weniger als erwartet, aber immer noch besser als jetzt:

....

....

Therapeutische Erprobungsheimfahrt

P

Geplante Abreise:			Geplante Rückkehr:		
	Datum	Uhrzeit		Datum	Uhrzeit

Therapieaufgaben	Erledigt?	Ergebnis/Erkenntnis	Verlangen?	Rückfall?
	☐ ja ☐ nein		☐ ja ☐ nein	☐ ja ☐ nein
	☐ ja ☐ nein		☐ ja ☐ nein	☐ ja ☐ nein
	☐ ja ☐ nein		☐ ja ☐ nein	☐ ja ☐ nein
	☐ ja ☐ nein		☐ ja ☐ nein	☐ ja ☐ nein

Auswertung

Die Erprobungsheimfahrt hat mir in meiner Therapie in folgender Hinsicht weitergeholfen:

AB 18 Welche Selbsthilfegruppe passt zu mir? P

Im ersten Jahr nach einer Behandlung lassen sich die Abstinenzchancen durch den regelmäßigen Besuch einer Selbsthilfegruppe fast verdoppeln. Es ist aber oftmals gar nicht so leicht, die passende Selbsthilfegruppe zu finden. Bitte planen Sie daher einen Probebesuch einer Selbsthilfegruppe und werten Sie Ihre Erfahrungen auf diesem Arbeitsblatt aus.

Besuch der Selbsthilfegruppe

Datum: ....

Uhrzeit: ....

Ort: ....

Meine Auswertung

Welche Ziele hat die Gruppe?

....

....

Welche gemeinsamen Gruppenaktivitäten gibt es?

....

....

Wie geht die Gruppe mit Rückfällen um?

....

....

Was hat mir besonders gut gefallen?

....

....

Woran müsste ich mich erst gewöhnen?

....

....

Schlussfolgerung: Wie ist mein weiteres Vorgehen?

....

....

Gute Freunde – schlechte Freunde

P

Der Verzicht auf Alkohol bedeutet für einen Alkoholabhängigen, dass auch die bisherigen Freundschaften auf den Prüfstand gestellt werden müssen.

- Welche meiner bisherigen Freunde und Bekannten können mich bei meiner Abstinenz unterstützen?
- Welche meiner bisherigen Freunde und Bekannten stellen dagegen aufgrund ihrer Trinkgewohnheiten oder Einstellungen zu Alkohol künftig ein Rückfallrisiko für mich dar?

Welche meiner Freunde und Bekannten können mich in meiner Abstinenz unterstützen?	**Wie werde ich den Kontakt aufnehmen/intensivieren?**
Welche meiner Freunde und Bekannten stellen ein Rückfallrisiko für mich dar?	**Wie werde ich den Kontakt beenden bzw. verändern?**

Einleitung der Nachsorge

P

Entscheidend für den Erfolg einer Suchtbehandlung ist die Einleitung einer möglichst nahtlosen Nachsorge. Nahtlosigkeit bedeutet sowohl zeitlich als auch inhaltlich ein weitgehend bruchloser Übergang zwischen zwei Behandlungsmaßnahmen.

Damit alle Beteiligten an einem Strang ziehen können, empfiehlt sich ein erster Nachsorgetermin noch während Ihrer Suchtbehandlung. Füllen Sie zunächst gemeinsam mit Ihrem Therapeuten bzw. Ihrer Therapeutin die Anliegen für die Nachsorge aus und nehmen Sie den Bogen dann zu dem Termin zur Weiterbehandlung mit. Tragen Sie gemeinsam die Ergebnisse dieses Gespräches ein und bringen den Bogen dann wieder mit.

Termin am: ....

Bei: ....

Mein voraussichtliches Entlassdatum: ....

Mein voraussichtlicher Entlassmodus: ☐ arbeitsfähig ☐ arbeitsunfähig

Meine Anliegen für die Nachsorge:

....

....

....

....

....

....

Erste Vereinbarungen:

....

....

....

....

INFO 6 1-Jahres-Plan – Anleitung

P

Der Erfolg Ihrer Behandlung hängt wesentlich davon ab, wie Sie das erste Jahr im Anschluss an Ihre Therapie gestalten. Hierbei kommt es besonders auf eine gute Planung und eine systematische Selbstbeobachtung bei der Umsetzung an. Sie sollen nun Ihr eigener Therapeut werden. Wir würden gern den Kontakt zu Ihnen auch nach Abschluss der Behandlung halten. Der 1-Jahres-Plan soll Ihnen helfen, dies alles unter einen Hut zu bringen.

Gehen Sie bitte wie folgt vor:

Planung

- Als Erstes tragen Sie in der ersten Zeile die Monate beginnend von Ihrer Entlassung ein und markieren Ihr Entlassdatum.
- Tragen Sie den Termin für das nächste Ehemaligentreffen in der Klinik ein.
- Tragen Sie alle Termine Ihrer Selbsthilfegruppe ein. (Falls Sie noch keine Selbsthilfegruppe haben, ist dies eine gute Gelegenheit, sich entsprechend zu informieren.)
- Tragen Sie alle eventuellen Termine für eine ambulante Nachsorge ein (Besuch in der Beratungsstelle, regel- mäßige Therapietermine).
- Markieren Sie alle Tage, an denen voraussichtlich ein besonders großes Rückfallrisiko besteht (z. B. Silvester, bestimmte Geburtstage oder Jahrestage).
- Notieren Sie alle Aufgaben und Ziele, die Sie bis zu einem bestimmten Zeitpunkt erledigen wollen.

Erfolgsmessung

- Wählen Sie zu Hause einen Platz, an dem Sie Ihren Plan gut sichtbar aufhängen können.
- Haken Sie jede Aufgabe, die Sie erledigt haben, und jeden Termin, den Sie wahrgenommen haben, mit einem ✓ ab.
- Streichen Sie außerdem jeden Tag mit einem × durch, an dem Sie abstinent geblieben sind.

Rückmeldung

- Innerhalb des ersten Jahres besteht das größte Rückfallrisiko innerhalb der ersten drei Monate, weswegen wir diesen Zeitraum grau unterlegt haben. Wenn Sie diese Zeit überstanden haben, senden Sie bitte eine Nachricht an Ihren Therapeuten bzw. Ihre Therapeutin.
- Wenn Sie die ersten sechs Monate überstanden haben, senden Sie bitte eine zweite Nachricht an Ihren Therapeuten bzw. Ihre Therapeutin.
- Vergessen Sie bitte nicht, auf unsere Befragung ein Jahr nach Ihrer Entlassung (sog. Katamnese) zu antworten. Sie helfen uns damit wesentlich, unsere Behandlungen ständig zu verbessern. Auch wenn Sie rückfällig geworden sind, sind wir sehr an Ihren Antworten interessiert.
- Wir würden uns freuen, Sie bei unserem nächsten Ehemaligentreffen in unserer Klinik begrüßen zu können.

Entlassdatum | Jahrestreffen | Selbsthilfegruppentermine
Termine ambulante Nachsorge | Risikotage | Aufgaben/Ziele

1.			Nachricht 1			Nachricht 2					1.
2.											2.
3.											3.
4.											4.
5.											5.
6.											6.
7.											7.
8.											8.
9.											9.
10.											10.
11.											11.
12.											12.
13.											13.
14.											14.
15.											15.
16.											16.
17.											17.
18.											18.
19.											19.
20.											20.
21.											21.
22.											22.
23.											23.
24.											24.
25.											25.
26.											26.
27.											27.
28.											Katamnese 28.
29.											29.
30.											30.
31.											31.

Ein(e) »Verbündete(r)« an meiner Seite

P

Ein Rückfall bzw. eine Krise ist für jeden Menschen ein Erlebnis, das Angst macht. Es tauchen Zweifel auf in Bezug auf die vorher als »erfolgreich« erlebte Behandlung. Viele haben außerdem die Sorge, dass nun »wieder alles von vorn anfängt«.

Es hat sich gezeigt, dass Rückfälle auch nach einer erfolgreichen Behandlung dazu gehören können. Wichtig ist es, einen Rückfall zu begrenzen und wieder aus ihm herauszufinden. Dies gelingt leichter, wenn wir andere Personen um Hilfe bitten.

Zunächst soll es darum gehen, sich in Ruhe Gedanken darüber zu machen, von wem Sie sich Hilfe holen können. Um den besten Anwärter für die Rolle des Verbündeten zu ermitteln, tragen Sie bitte den Namen des Kandidaten bzw. der Kandidatin ein und arbeiten dann das Arbeitsblatt durch.

Name: ....

Unterstützung bei Beratung

weiß von meiner Alkoholabhängigkeit	nichts	1	2	3	4	5	6	alles
unterstützt meine Veränderungsvorhaben	gar nicht	1	2	3	4	5	6	vollkommen

Unterstützung für mich

hört zu	nie	1	2	3	4	5	6	immer
macht Vorwürfe	nie	1	2	3	4	5	6	immer
hilft	nie	1	2	3	4	5	6	immer
zeigt Respekt	nie	1	2	3	4	5	6	immer
versteht mich	nie	1	2	3	4	5	6	immer
ist ehrlich zu mir	nie	1	2	3	4	5	6	immer

Zeitliche Verfügbarkeit

ist telefonisch erreichbar	nie	1	2	3	4	5	6	immer
ist persönlich erreichbar	nie	1	2	3	4	5	6	immer

Mein(e) Verbündete(r)

Name:

Telefon:

Manchmal ist Ihr Verbündeter nicht erreichbar. Schreiben Sie *zwei bis drei weitere Personen* auf, an die Sie sich im Falle einer Krise wenden können.

Name:	Name:	Name:
Telefon:	Telefon:	Telefon:

Notfallplan-Vertrag

P

Ich bin mir bewusst, dass die Aufrechterhaltung meiner Abstinenz manchmal einige Anstrengung erfordert und hierbei die Hilfe von anderen Menschen äußerst nützlich sein kann. Diese Vereinbarung soll dazu beitragen, dass ich im Falle eines künftigen Rückfalls nicht in mein altes Trinkverhalten zurückfalle, sondern möglichst schnell wieder zur Abstinenz zurückfinde. Diese Vereinbarung enthält daher konkrete Schritte, die jeder der Beteiligten unternehmen wird, falls ich erneut Alkohol trinke.

Ich habe mit .... folgende Schritte für den Fall eines künftigen Rückfalls, und sei er noch so klein, vereinbart:

Ich erkläre, dass ich im Falle eines künftigen Rückfalls

- die Rückfallsituation schnellstmöglich verlassen werde;
- mich sofort mit .... beraten werde;
- mich notfalls einer körperlichen Entzugsbehandlung unterziehen werde;
- mich erneut der Rückfallsituation aussetzen werde, um sie diesmal abstinent durchzustehen.

.... **erklärt, dass sie/er** im Falle eines künftigen Rückfalls durch mich

- mir hilft, die Rückfallsituation möglichst schnell zu verlassen;
- sich zunächst jeder Ursachenforschung über die Entstehung des Rückfalls enthält;
- mich gegebenenfalls bei der Einleitung einer Entzugsbehandlung unterstützt;
- mich ermutigt, mich erneut der Rückfallsituation auszusetzen, um sie diesmal abstinent durchzustehen.

Unterschriften:

....

Entwerfen Sie eine Notfallkarte in der Größe einer Kreditkarte, die Sie immer bei sich tragen können. Sie soll Ihnen helfen, im Falle eines Rückfalls nicht die Nerven zu verlieren, sondern wieder umgehend zu Ihrer Alkoholabstinenz zurückzukehren.

Notfallkarte für die Klinik

(1) Trinksituation sofort verlassen!

(2) »Verbündete(n)« informieren und Unterstützung holen:

Name: ....

Zimmer: ....

Tel.: ....

(3) Meine wichtigsten Abstinenzgründe:

....

....

....

Notfallkarte für zu Hause

(1) Trinksituation sofort verlassen!

(2) »Verbündete(n)« informieren und Unterstützung holen:

Name: ....

Tel.: ....

(3) Meine wichtigsten Abstinenzgründe:

....

....

....

AB 25 Meine Rückfallanalyse

P

Aus einem Rückfall kann man lernen – aber nur, wenn man sich traut, darüber zu sprechen!

Wir wollen Ihnen die Möglichkeit geben, einen Rückfall gemeinsam mit Ihrer Gruppe zu besprechen und aufzuarbeiten. Rückfälle und Krisen haben immer Vorrang!

Was ist passiert?

....

....

....

Gab es äußere Umstände, die mich geärgert, geängstigt, deprimiert usw. haben?

....

....

Habe ich Strategien angewendet, um den Rückfall zu stoppen? Falls ja, welche?

....

....

Welche Strategien haben geholfen? Falls ja, wie lange?

....

....

Gab es Strategien, die nicht hilfreich bzw. schädlich waren?

....

....

Hätte ich eine andere Strategie / andere Strategien gebraucht? Welche?

....

....

INFO 7 Gruppenregeln zum Umgang mit Rückfällen

P

Rückfälle und Krisen haben immer Vorrang!

(1) Der- oder diejenige, der/die einen Rückfall hatte, ist die wichtigste Person.

(2) Bevor Sie einen Rückfall bewerten, hören Sie gut zu, was passiert ist.

(3) Haben Sie alles verstanden? Falls nicht: Fragen Sie nach.

(4) Die rückfällige Person darf auch Grenzen setzen und sagen, wenn ihr etwas zu viel ist.

(5) Es geht darum, aus einem Rückfall zu lernen, d. h.: keine Vorwürfe, keine Ratschläge, sondern darauf achten lernen, an welcher Stelle die Person in **Zukunft** etwas anders machen kann.

Manchmal kann man etwas für sich selbst aus dem Rückfall von anderen Personen lernen. Was konnte ich aus dem Rückfall von Gruppenmitgliedern für mich lernen?

....

....

....

....

....

....

....

....

....

....

Hier finden Sie weitere Informationen zum Thema Alkohol:

- Böttcher, Peter (2010). Trocken, aber nicht verdurstet. Borsdorf: Winterwork.
- Borowiak, Simon (2019). Alk: Fast ein medizinisches Sachbuch. München: Penguin.
- Burrough, Augusten (2006). Trocken! Reinbek: rororo.
- Giehm, Joachim (2011). Hurra, wir sind trocken – 15 Geschichten um den Alkohol. Frankfurt: Frankfurter Literaturverlag.
- Jamison, Leslie (2018). Die Klarheit. Alkohol, Rausch und die Geschichten der Genesung. Berlin: Hanser.
- Körkel, Joachim (2010). Rückfall muss keine Katastrophe sein. Lüdenscheid: Blaukreuz.
- Lindenmeyer, Johannes (2004). Ratgeber Alkoholabhängigkeit. Göttingen: Hogrefe.
- Lindenmeyer, Johannes (2016). Lieber schlau als blau. Entstehung und Behandlung von Alkohol und Medikamentenabhängigkeit (9. Aufl.). Weinheim: Beltz.
- London, Jack (2014). König Alkohol. München: dtv.
- Salloch-Vogel, Rüdiger (2008). Im Zweifel ohne – Für Alkoholiker und andere. Berlin: Trockenpresse.
- Schneider, Ralf (2017). Die Suchtfibel. Informationen zur Abhängigkeit von Alkohol und Medikamenten. Baltmannsweiler: Schneider.

Wählen Sie eines der genannten Bücher aus und machen Sie sich einen Zeitplan für die Lektüre. Bewerten Sie abschließend den Nutzen der Lektüre für Sie.

Mein Leseplan

Beginn: .... Ende: ....

Wichtige Erkenntnisse:

....

....

....

....

....

4 Angststörungen

Hintergrund

Angststörungen gehören zu den häufigsten psychischen Störungen insbesondere bei Frauen. Sie sind eine häufige Ursache für Alkohol- und Medikamentenmissbrauch. Im Falle einer Angststörung ist eine Expositionsbehandlung die mit Abstand erfolgversprechendste Behandlungsform. Sie wird aber von vielen Patientinnen abgelehnt. Stattdessen unternehmen die meisten Angstpatientinnen endlose somatische Behandlungsversuche verbunden mit sehr langen Arbeitsunfähigkeitszeiten, die eher zu einer Chronifizierung der Angststörung beitragen.

Indikation

Patientinnen mit den Diagnosen: Spezifische Phobien, Panikstörung oder Agoraphobie mit Panikstörung. Bei einer Sozialen Phobie ist dagegen die vorrangige Indikation für ein soziales Kompetenztraining abzuklären. Auch eine Generalisierte Angststörung erfordert häufig ein etwas anderes therapeutisches Vorgehen.

Inhaltliche Schwerpunkte

- Entpathologisierung von körperlichen Angstsymptomen
- Vermittlung eines plausiblen Erklärungsmodells für die Entstehung und Chronifizierung von Ängsten
- Motivierung für die Durchführung von Expositionsübungen
- Gestaltung und Auswertung von Expositionsübungen

Empfohlene Durchführungsvariante

Variante 2 und 3.

Die Teilnahme an einer Expositionsbehandlung in vivo erfordert ein erhebliches Maß an Überwindung. Daher ist eine Bearbeitung der einzelnen Arbeitsblätter in der angegebenen Reihenfolge dringend zu empfehlen.

Therapeutische Tipps

- Viele Angstpatientinnen haben Angst vor ihren körperlichen Symptomen. Zur Durchbrechung dieses Teufelskreises der Angst ist es erforderlich, dass die Betroffenen ihre körperlichen Angstsymptome als physiologische Mechanismen einer geradezu notwendigen Energiebereitstellungsreaktion in Gefahrenmomenten begreifen.
- Durch Abfragen ist immer wieder sicherzustellen, dass die Patientinnen die Entstehung und Sinnhaftigkeit von körperlichen Angstsymptomen tatsächlich verstanden haben.
- Angesichts der weit verbreiteten Veränderungsambivalenz von Angstpatientinnen ist es nicht erfolgversprechend, Patientinnen zur Durchführung von Expositionsübungen überreden zu wollen. Stattdessen empfiehlt es sich, Patientinnen die Indikation von Expositionsübungen durch Vorstellungsexperimente selbst entdecken lassen.
- Während der Expositionsübungen sind durch die Therapeutin auch verdeckte Sicherheits- und Vermeidungsverhaltensweisen der Patientin so weit wie möglich zu unterbinden.
- Die Therapeutin sollte während der Expositionsübungen und vor allem bei ihrer anschließenden Auswertung auf die kognitiven Interpretationen und Schlussfolgerungen der Patientin eingehen. Ungünstige Attributionen der Patientin sollten von therapeutischer Seite nicht kritisiert oder korrigiert werden. Stattdessen sollte die Patientin angeregt werden, diese durch erneute Expositionsübungen selbst zu überprüfen.

Therapiemanuale

- Becker, E. & Margraf, J. (2016). Generalisierte Angststörung. Ein Therapieprogramm (3. Aufl.). Weinheim: Beltz.
- Hamm, A. (2006). Spezifische Phobien. Göttingen: Hogrefe.
- Schmidt-Traub, S. (2014). Panikstörung und Agoraphobie (4. Aufl.). Göttingen: Hogrefe.
- Schneider, S. & Margraf, J. (2017). Agoraphobie und Panikstörung (2. Aufl.). Göttingen: Hogrefe.

Arbeitsmaterial

AB 1 Angststörung – Welche habe ich?
Das Arbeitsblatt unterstützt die Teilnehmerinnen bei ihrer Vorstellung in der ersten Gruppenstunde, indem sie vor Mitpatientinnen ihre spezifische Angstdiagnose erläutern.

AB 2 Angst – Warum gibt es sie überhaupt?
Zur Verringerung ihrer »Angst vor der Angst« setzen sich die Teilnehmerinnen mithilfe dieses Arbeitsblatts mit der prinzipiellen Sinnhaftigkeit von körperlichen Angstsymptomen in bestimmten Lebenssituationen auseinander.

AB 3 Meine Angst Teil 1: meine körperlichen Angstreaktionen
In diesem Arbeitsblatt listen die Teilnehmerinnen zunächst alle ihre körperlichen Angstsymptome auf und beschreiben daraufhin für jedes einzelne Symptom die physiologische Bedeutung für Kampf-Flucht-Verhalten in Gefahrensituationen.

AB 4 Meine Angst Teil 2: meine Angstgedanken
Das Arbeitsblatt enthält eine Liste typischer Angstgedanken, um die Teilnehmerinnen zur Spezifizierung ihrer persönlichen Angstgedanken anzuregen.

AB 5 Meine Angst Teil 3: mein Vermeidungsverhalten
Die Teilnehmerinnen listen in diesem Arbeitsblatt ihre typischen Verhaltensweisen zur Angstvermeidung auf.

AB 6 Meine Angstentwicklung
Auf diesem Arbeitsblatt zeichnen die Teilnehmerinnen die Verlaufsentwicklung ihrer Angststörung über die Lebensspanne ein und tragen alle Ereignisse bzw. Lebensveränderungen ein, die ihrer Meinung nach hierbei eine Rolle gespielt haben.

AB 7 Meine Angstkurve
Hier zeichnen die Teilnehmerinnen den Verlauf ihrer Angst in einer typischen Angstsituation in Form einer Kurve ein und listen außerdem alle externen und internen Einflussfaktoren auf den Verlauf auf.

AB 8 Medikamente
Das Arbeitsblatt dient zur kritischen Selbstreflexion des bisherigen Umgangs mit Medikamenten zur Angstbewältigung.

AB 9 Meine Partnerschaft
Das Arbeitsblatt bietet den Teilnehmerinnen die Gelegenheit, sich mit den Auswirkungen der Angsterkrankung auf ihre Partnerschaft, aber auch mit ihren gemeinsamen Bewältigungsmöglichkeiten auseinanderzusetzen.

AB 10 Meine Angstsituationen
Zur Vorbereitung von Expositionsübungen stellen die Teilnehmerinnen mithilfe dieses Arbeitsblatts eine Hierarchie ihrer wichtigsten Angstsituationen auf und benennen dabei jeweils die Faktoren, die den persönlichen Schwierigkeitsgrad einer Situation ausmachen.

AB 11 Kosten-Nutzen-Analyse
Das Arbeitsblatt dient der kritischen Selbstreflexion von Veränderungsambivalenz mithilfe einer 4-Felder-Tafel zu kurzfristigen und langfristigen Vor- und Nachteilen der Angststörung im Leben der Betroffenen.

AB 12 Expositionsbehandlung: Ja oder Nein?
Das Arbeitsblatt dient den Teilnehmerinnen zur kritischen Nachbearbeitung des therapeutischen Vorschlags einer Expositionsbehandlung.

AB 13 Erfahrungsbericht meiner ersten Expositionsübung
Die Wirksamkeit von Expositionsübungen hängt entscheidend von der gemeinsamen Auswertung der Expositionserfahrung durch Patientin und Therapeutin ab. Voraussetzung hierfür ist eine möglichst genaue Protokollierung der Erlebnisse und ihrer Bewertung durch die Betroffenen.

AB 14 Planung weiterer Expositionsübungen
Das Arbeitsblatt dient der Planung und Auswertung weiterer eigenständiger Expositionsübungen ohne therapeutische Begleitung.

AB 15 Notfallplan-Vertrag
Mithilfe dieses Arbeitsblatts können die Teilnehmerinnen im Sinne von Rückfallprävention Vereinbarungen mit wichtigen Bezugspersonen treffen, falls sie wieder in ihr altes Angstvermeidungsverhalten zurückfallen sollten.

AB 16 Rückmeldekarte
Mithilfe dieses Arbeitsblatts können die Teilnehmerinnen ihrer Therapeutin einen kurzen Bericht zum Therapieerfolg im Alltag sechs Wochen nach Abschluss der Behandlung geben.

AB 17 Literatur
Hier finden Betroffene Anregungen für ein vertieftes Selbststudium und können ihre dabei gewonnenen Erkenntnisse dokumentieren.

Name: ....

Angstbewältigung

Teilnehmermaterialien

Sehr geehrte, sehr geehrter Patient*in,

herzlich willkommen in der Therapiegruppe »Angstbewältigung«.

»Es gibt nichts Gutes, außer man tut es« – diese alte Lebensweisheit gilt insbesondere für die Bewältigung von Ängsten. Die verhaltenstherapeutische Behandlung von Angststörungen weist besonders hohe Erfolgsraten auf, aber von allein verschwinden Ängste in der Regel nicht.

Was können Sie nun tun, um Ihre Ängste effektiv und dauerhaft zu bewältigen? Das Durcharbeiten dieser Materialien soll Ihnen dabei helfen, genau dies herauszufinden. Ihre Therapeutin bzw. Ihr Therapeut wird Ihnen erläutern, wie Sie dabei am besten vorgehen.

Je nach Einzelfall kann der Schwerpunkt der Gruppe für Sie darauf liegen,

- Kenntnisse über die körperlichen Ursachen Ihrer Angstsymptome zu erlangen,
- die Entstehung Ihrer Ängste besser zu verstehen,
- einen gezielten Behandlungsplan zur Überwindung Ihrer Ängste zu entwickeln,
- Ihre Fortschritte bei der Bewältigung Ihrer Ängste zu protokollieren.

Wir wünschen Ihnen bei all dem viel Erfolg!

AB 1 Angststörung – Welche habe ich? P

Es gibt vielfältige Formen von Angststörungen, die man in fünf Gruppen zusammenfasst:

- ▶ Agoraphobie
- ▶ Panikstörung
- ▶ Soziale Phobie
- ▶ Generalisierte Angststörung
- ▶ Spezifische Phobie

Ihr Therapeut bzw. Ihre Therapeutin hat Ihnen bereits erklärt, unter welcher Angstform Sie genau leiden. Als Vorbereitung für Ihre erste Gruppenstunde notieren Sie bitte, welche Art der Angststörung Sie haben, und versuchen Sie zu beschreiben, was man darunter genau versteht.

Ich leide unter einer ...., darunter versteht man …

....

....

....

....

....

....

....

....

....

....

....

....

....

....

....

....

AB 2 Angst – Warum gibt es sie überhaupt? P

Sie haben sich sicher schon manchmal gefragt: Warum haben wir denn überhaupt Angst, gegen die wir uns manchmal überhaupt nicht wehren können? Um dies zu verstehen, muss man in die Entwicklungsgeschichte schauen: Angst sichert das Überleben!

Als der Mensch noch in freier Natur lebte, war es lebensnotwendig, bei Bedrohung und Gefahr über eine automatische Reaktion zu verfügen. Angst stellt eine schnelle Alarmreaktion dar. Nur dadurch wird der Körper innerhalb kürzester Zeit auf schnelles Handeln – im Sinne von Flucht oder Kampf – vorbereitet. Ein weiterer Nutzen der Angst liegt darin, dass unsere Aufmerksamkeit erhöht wird und wir erst dadurch viele Gefahren rechtzeitig erkennen.

Wichtig

Ein gewisses Maß an Angst ist geradezu lebensnotwendig!

Bitte beschreiben Sie eine Situation in Ihrem Leben, in der Angst genau diesen oben beschriebenen nützlichen Wert hatte.

....

....

....

....

....

....

....

....

....

....

....

....

....

....

....

AB 3 | Meine Angst Teil 1: meine körperlichen Angstreaktionen | P

Angst wird immer begleitet von körperlichen Reaktionen. So steigt bei Angst augenblicklich die Erregung in einem Teil unseres autonomen Nervensystems, dem sogenannten »Sympathikus«. Das autonome Nervensystem bezeichnet diejenigen körperlichen Vorgänge, die verhältnismäßig wenig willentlich kontrolliert werden können, d. h. nahezu automatisch ablaufen.

Sie haben durch Ihren Therapeuten bzw. Ihre Therapeutin erfahren, wie die einzelnen körperlichen Angstreaktionen (z. B. schneller Herzschlag, Atemlosigkeit, Benommenheit, Schwindel) zustande kommen und welchen biologischen Sinn sie haben.

Bitte benennen Sie nun Ihre Körperreaktionen, die bei Angst auftreten, und erklären Sie für jede einzelne Körperreaktion, wie diese zustande kommt.

Meine körperlichen Angstsymptome	Wie sind sie erklärbar?

Meine Angst Teil 2: meine Angstgedanken

P

Neben den körperlichen Reaktionen treten bei Angst bestimmte Gedanken auf (z. B. »Ich bekomme einen Herzinfarkt«, »Ich falle gleich in Ohnmacht«).

Für Ihre Behandlung ist es wichtig sich bewusst zu werden, welche Gedanken mit Ihrer Angst einhergehen. Im Folgenden sind einige Gedanken aufgeführt. Bitte kreuzen Sie an, ob Sie diese Gedanken bei Angst haben und ergänzen Sie noch weitere Angstgedanken!

Bei Angst habe ich folgende Gedanken:	**Ja**	**Nein**
Ich muss einen Hirntumor haben.	☐	☐
Ich werde einen Herzanfall bekommen.	☐	☐
Ich werde einen Schlaganfall bekommen.	☐	☐
Ich werde ersticken.	☐	☐
Ich werde blind werden.	☐	☐
Ich muss mich gleich übergeben.	☐	☐
Ich werde in Ohnmacht fallen.	☐	☐
Ich werde mich nicht kontrollieren können.	☐	☐
Ich werde jemandem etwas antun.	☐	☐
Ich werde verrückt.	☐	☐
Ich werde schreien.	☐	☐
Ich werde Unsinn reden oder stammeln.	☐	☐
Ich werde vor Angst erstarren.	☐	☐
Ich werde mich lächerlich benehmen.	☐	☐

Weitere Angstgedanken:

....

....

....

....

Meine Angst Teil 3: mein Vermeidungsverhalten

P

Der dritte Bestandteil der Angst sind die Verhaltensweisen, mit denen wir auf unsere Angst reagieren. Da diese fast immer darauf gerichtet sind, ein weiteres Ansteigen der Angst zu verhindern, spricht man von Vermeidungsverhalten. Was machen Sie, wenn die Angst kommt?

Im Folgenden sind einige Vermeidungsstrategien aufgeführt. Bitte kreuzen Sie an, ob diese Vermeidungsstrategien bei Ihnen vorkommen, und ergänzen Sie noch weitere.

Dieses Vermeidungsverhalten kommt bei mir vor:	**Ja**	**Nein**
Ich suche die Situation gar nicht mehr auf.	☐	☐
Ich suche die Situation nur in Begleitung einer mir vertrauten Person auf.	☐	☐
Ich suche die Situation nur auf, wenn ich Medikamente eingenommen habe.	☐	☐
Ich suche die Situation nur auf, wenn ich Alkohol getrunken habe.	☐	☐
Ich suche die Situation nur auf, wenn ich meine Medikamente bei mir habe.	☐	☐
Ich suche die Situation nur auf, wenn ich Sicherheitssignale (Handy, Adresse meines Arztes etc.) bei mir habe.	☐	☐
Ich flüchte aus der Situation, wenn die Angst kommt.	☐	☐
Ich lenke mich ab (z. B. viel reden), wenn die Angst kommt.	☐	☐
Ich stehe die Situation durch.	☐	☐

Weitere Vermeidungsstrategien:

....

....

....

....

AB 6 Meine Angstentwicklung P

Zeichnen Sie bitte über die ganze Lebensspanne ein, wie stark Sie jeweils unter Ihrer Angst zu leiden hatten. Markieren Sie wichtige Ereignisse bzw. Veränderungen in Ihrem Leben, die einen Einfluss auf Ihre Angstentwicklung genommen haben.

AB 7 Meine Angstkurve

Der Angstverlauf in einer Situation kann sehr unterschiedlich sein, je nachdem, ob man eine Situation vermeidet (Vermeidungskurve), aus der Situation flieht (Fluchtkurve), sich in der Situation versucht abzulenken (Ablenkungskurve) oder sich in einer Situation versucht, über die Zeit zu retten (Über-die-Zeit-retten-Kurve). Bitte zeichnen Sie ein, welche Verlaufsform der Angst auf Sie am häufigsten zutrifft.

Viele Angstpatienten und -patientinnen nehmen Medikamente ein, um ihre Ängste »in den Griff« zu bekommen.

Bitte benennen Sie alle Medikamente (auch pflanzliche Produkte), die Sie zur Dämpfung Ihrer Angst eingenommen haben oder auch aktuell noch einnehmen. Bitte kreuzen Sie jeweils pro Medikament an, welche der Aussagen auf Sie zutreffen.

Konnte auf Medikament nicht mehr verzichten					
Arzt/Apotheker gewechselt, um wegen Medikamenten nicht aufzufallen					
Ohne Verschreibung genommen					
Höhere Dosis genommen als verordnet					
Länger genommen als verordnet					
Unerwünschte Nebenwirkung					
Wirkung langfristig					
Wirkung kurzfristig					
Medikament (genauer Name, Tagesdosis und Zeitraum der Einnahme)					

Angst kann das Familienleben und die Partnerschaft erheblich beeinträchtigen. An erster Stelle steht sicher die Hilflosigkeit gegenüber der Erkrankung. Viele Angehörige können verständlicherweise nicht nachvollziehen, warum ein Angstpatient z. B. nicht mehr aus dem Haus geht oder bestimmte Situationen vermeidet.

Folgende Auswirkungen einer Angststörung können auf den Angehörigen des Betroffenen lasten:

- Die Familie muss immer mehr Aufgaben übernehmen, denen der oder die Betroffene nicht mehr nachkommen kann.
- Gemeinsame Unternehmungen sind beeinträchtigt bzw. unmöglich.
- Es kommt zu emotionalen Ausbrüchen und zu vermehrten Konflikten.
- Man spricht immer weniger miteinander.
- Arbeitslosigkeit droht oder ist bereits eingetreten.
- Es gibt finanzielle Schwierigkeiten.
- Körperliche Zärtlichkeiten bzw. Sexualität finden seltener statt.
- Sorgen um die körperliche Verfassung des Betroffenen treten auf.

Bitte tauschen Sie sich mit Ihrem Partner bzw. Ihrer Partnerin bei der nächsten Gelegenheit darüber aus, welche Auswirkungen Ihre Erkrankung auf die Partnerschaft und/oder das Familienleben hatte. Notieren Sie hier Ihre Ergebnisse:

....

....

....

....

Bitte überlegen Sie, wie Ihr Partner bzw. Ihre Partnerin Sie bei der Bewältigung Ihrer Angst unterstützen könnte, und beschreiben Sie Ihre Vorstellungen:

....

....

....

....

Meine Angstsituationen

P

Bitte ordnen Sie Ihre angstauslösenden Situationen nach der Stärke der auftretenden Angst auf einer Skala von 0 bis 100 (0 bedeutet keinerlei Angst, 100 bedeutet maximale Angst). Geben Sie bitte an, welche Bedingungen die Situation erleichtern bzw. erschweren würden und welches Vermeidungsverhalten Sie in dieser Situation zeigen.

Angstsituation / Angststärke ◯ **Erschwerende Bedingungen:** **Erleichternde Bedingungen:** **Vermeidungsstrategien:**	**Angstsituation / Angststärke** ◯ **Erschwerende Bedingungen:** **Erleichternde Bedingungen:** **Vermeidungsstrategien:**
Angstsituation / Angststärke ◯ **Erschwerende Bedingungen:** **Erleichternde Bedingungen:** **Vermeidungsstrategien:**	**Angstsituation / Angststärke** ◯ **Erschwerende Bedingungen:** **Erleichternde Bedingungen:** **Vermeidungsstrategien:**

AB 11 **Kosten-Nutzen-Analyse** P

Bis hier haben Sie schon viel über Ihre Angst erfahren, jetzt geht es darum, dass Sie sich zwei Fragen stellen und für sich beantworten:
(1) Wie würde sich mein Leben ohne Angststörung verändern?
(2) Gibt es vielleicht auch Vorteile meiner Angst?

Bitte tragen Sie die Ergebnisse Ihrer Überlegung in dieser Vierfeldertafel ein.

	Vorteile, wenn ich meine Angst überwinde	**Nachteile, wenn ich meine Angst überwinde**
Kurzfristig		
Langfristig		

Expositionsbehandlung: Ja oder Nein?

P

Sie haben mit Ihrem Therapeuten bzw. Ihrer Therapeutin die Möglichkeit einer Expositionsbehandlung besprochen. Bitte schreiben Sie jetzt wie in einem Brief (und vielleicht versenden Sie ihn ja sogar) auf, was Sie über diese empfohlene Therapiemethode behalten haben. Wichtig ist hierbei, dass Sie in dem Brief notieren,

- ▶ warum Ihnen eine Expositionsbehandlung vorgeschlagen wurde,
- ▶ wie diese genau aussehen sollte,
- ▶ welche Befürchtungen Sie in Bezug auf diese Behandlungsform haben.

......................., den ....

AB 13 **Erfahrungsbericht meiner ersten Expositionsübung** P

Eine anstrengende Zeit liegt hinter Ihnen, es geht um einen Erfahrungsbericht Ihrer ersten Expositionsübung.

In welcher Situation waren Sie?

....

....

....

Was war Ihre schlimmste Befürchtung?

....

....

....

Erfahrung (»Was ist tatsächlich passiert?«)

....

....

....

Schlussfolgerung (»Was ziehe ich daraus für Schlussfolgerungen?«)

....

....

....

Planung weiterer Expositionsübungen

P

Im Folgenden geht es darum, dass Sie weitere Expositionsübungen genau planen und einen Erfahrungsbericht darüber erstellen.

Folgende Situation werde ich am (Datum: ....) bewältigen:

....

....

....

....

Was ist meine schlimmste Befürchtung?

....

....

....

....

Erfahrung (»Was ist tatsächlich passiert?«)

....

....

....

....

Schlussfolgerung (»Was ziehe ich daraus für Schlussfolgerungen?«)

....

....

....

....

AB 15 Notfallplan-Vertrag **P**

Ich bin mir bewusst, dass die dauerhafte Überwindung meiner Angst manchmal einige Anstrengung erfordert und hierbei die Hilfe von anderen Menschen äußerst nützlich sein kann. Diese Vereinbarung soll dazu beitragen, dass ich im Falle einmaliger Angstvermeidung oder Flucht nicht wieder in mein altes Angstverhalten zurückfalle, sondern mich möglichst schnell wieder meinen Angstsituationen stelle. Diese Vereinbarung enthält daher konkrete Schritte, die jeder der Beteiligten unternehmen wird, falls ich erneut in einer Angstsituation vermeide bzw. fliehe.

Ich habe mit .... folgende Schritte für den Fall eines Rückfalls in erneute Angstvermeidung oder Flucht vereinbart:

Ich erkläre, dass ich

(1) mich sofort mit .... beraten werde.

(2) mich erneut der Angstsituation aussetzen werde, um sie diesmal ohne Vermeidungsverhalten durchzustehen.

.... erklärt, dass sie/er

(3) sich jeder Ursachenforschung über die Entstehung des Rückfalls enthält.

(4) mich ermutigt, mich erneut der kritischen Angstsituation zu stellen, um sie diesmal ohne Vermeidungsverhalten durchzustehen.

Unterschriften:

....

Bitte tragen Sie in die Rückmeldekarte Ihre fünf wichtigsten Angstsituationen ein, denen Sie sich künftig stellen möchten. Sechs Wochen nach Abschluss der Behandlung bewerten Sie dann bitte für jede Situation Ihren Therapieerfolg und schicken die Karte an Ihren Therapeuten bzw. Ihre Therapeutin.

☐ **mir geht es gut**

☐ **mir geht es nicht gut**

Folgende Angstsituationen kann ich ...	allein aufsuchen	nur in Begleitung aufsuchen	gar nicht aufsuchen
(1)	☐	☐	☐
(2)	☐	☐	☐
(3)	☐	☐	☐
(4)	☐	☐	☐
(5)	☐	☐	☐

Absender:

....

....

....

E-Mail

☐ **Ich bin umgezogen**

....

....

....

....

Frau / Herr

....

....

....

....

Hier finden Sie weitere Informationen über Ängste und ihre Behandlung.

- Bassett, Lucinda (2009). Angstfrei leben. Weinheim: Beltz.
- Forsyth, John P. & Eifert, Georg H. (2018). Mit Ängsten und Sorgen erfolgreich umgehen. Göttingen: Hogrefe.
- Heinrichs, Nina (2007). Ratgeber Panikstörung und Agoraphobie. Göttingen: Hogrefe.
- Hoyer, Jürgen, Beesdo, Katja & Becker, Eni (2016). Ratgeber Generalisierte Angststörung (2. Aufl.). Göttingen: Hogrefe.
- Peurifoy, Renau Z. (2007). Angst, Panik und Phobien. Ein Selbsthilfe-Programm. Bern: Huber.
- Schmidt-Traub, Sigrun (2017). Generalisierte Angststörung. Ein Ratgeber für übermäßig besorgte und ängstliche Menschen (2. Aufl.). Göttingen: Hogrefe.
- Wolf, Doris (2011). Ängste verstehen und überwinden. Gezielte Strategien für ein Leben ohne Angst. Mannheim: PAL-Verlag.

Wählen Sie eines der genannten Bücher aus und machen Sie sich einen Zeitplan für die Lektüre. Bewerten Sie abschließend den Nutzen der Lektüre für Sie.

Mein Leseplan

Beginn: .... Ende: ....

Wichtige Erkenntnisse:

....

....

....

....

....

....

5 Arbeitstherapie

Hintergrund

Zur Überwindung von Teilhabebeeinträchtigungen am Arbeits- oder am gesellschaftlichen Leben kommt der Arbeitstherapie eine immer größere Bedeutung zu. Viele psychische Störungen entstehen am Arbeitsplatz oder haben zumindest gravierende Auswirkungen auf das Arbeitsverhalten der Betroffenen bzw. ihre Zusammenarbeit mit Kollegen oder Vorgesetzten. Eine Überwindung dieser Teilhabebeeinträchtigungen ist nicht allein durch gesprächsorientierte Psychotherapie, sondern nur durch eine Beobachtung und gezielte Veränderung des Arbeits- und Kommunikationsverhaltens im Rahmen von realitätsnaher Arbeitstherapie möglich. Während traditionellerweise Arbeitstherapie in Handwerksberufen (Schreinerei/Druckerei/Werkstätten) oder in der Landwirtschaft (Gärtnerei/Tierhaltung) erfolgte, so wird sie zunehmend auch im Büroarbeits- oder Dienstleistungssektor (Übungsfirma, Gastronomie) durchgeführt.

Indikation

- Personen, bei denen körperliche oder psychische Einschränkungen des Arbeitsverhaltens die Rückkehr an den Arbeitsplatz bzw. die Aufnahme einer neuen Arbeit beeinträchtigen
- Personen mit längerer Arbeitslosigkeit, deren Ausdauer, Arbeitseffektivität und Selbstvertrauen in ihrer Arbeitsfähigkeit gestärkt werden soll
- Langzeitarbeitslose ohne Aussicht auf baldige Wiederbeschäftigung

Inhaltliche Schwerpunkte

- realistische Einschätzung der eigenen Arbeitsleistung
- gezielte Optimierung des Arbeitsverhaltens und der Kooperation am Arbeitsplatz
- Steigerung von Ausdauer und Arbeitseffektivität
- Umgang mit Fehlern und Kritik am Arbeitsplatz
- Steigerung von handwerklichen bzw. dienstleistungsbezogenen Fähigkeiten, um sich im familiären oder weiteren sozialen Umfeld nützlich zu machen

Benötigte Materialien

Werkstätten oder Arbeitsgelegenheiten (Dienstleistung, Gärtnerei, Landwirtschaft, Werkstätten)

Empfohlene Durchführungsvariante

Jeder Arbeitstherapietermin sollte mit einer kurzen Einsatzbesprechung beginnen, in der die neuen Teilnehmer kurz vorgestellt werden und die Arbeitseinteilung der bereits bekannten Teilnehmer erfolgt. Wenn letztere ihre Arbeit aufgenommen haben, erfolgt eine ausführliche Arbeitsbesprechung mit den neuen Teilnehmern, in der auf der Grundlage der vereinbarten Arbeitstherapieziele konkrete Arbeitstätigkeiten abgeleitet werden. Am Ende jedes Arbeitstherapietermins erfolgt eine kurze Abschlussbesprechung, in dem der Arbeitstag besprochen wird und die Teilnehmer ihre Teilnehmermaterialien ausfüllen.

Therapeutische Tipps

- In der Arbeitstherapie ist die häufig zu beobachtende Tendenz zu Psychozentrismus zu vermeiden: Arbeitstherapie ist keine Psychotherapie am Arbeitsplatz, sondern eine gestufte Konfrontation des Patienten mit den Anforderungen und Regeln der Arbeitswelt.
- Erforderlich ist eine klare, für alle Beteiligten transparente Rollen- und Verantwortungsaufteilung zwischen Psychotherapeuten (Bestimmung der individuellen Therapieziele eines Patienten) und Arbeitstherapeuten (Bestimmung der Arbeitsinhalte und -abläufe in der Arbeitstherapie).

- Durch den Arbeitstherapeuten sollte eine konsequente Überwachung der Pünktlichkeit, der Ab- und Anwesenheit und der Raucherregeln erfolgen.
- Es empfiehlt sich eine transparente Absprache darüber, unter welchen Bedingungen Teilnehmer selbst hergestellte Werkstücke behalten oder käuflich erwerben können.

Hinweis

Zur standardisierten Einschätzung von berufsübergreifenden Qualifikationen existiert das System MELBA (Merkmalsprofile zur Eingliederung Behinderter in Arbeit). Einzelheiten zu Materialien, Schulung und Software finden sich unter www.melba.de.

Arbeitsmaterial

AB 1 Mein Arbeitsverhalten

Das Arbeitsblatt bietet den Teilnehmern die Möglichkeit, die Selbsteinschätzung ihres eigenen Arbeitsverhaltens mit der therapeutischen Fremdeinschätzung zu Beginn und am Ende der Arbeitstherapie zu vergleichen.

AB 2 Meine Schwerpunkte in der Arbeitstherapie

Das Arbeitsblatt dient dazu, die persönlichen Ziele in der Arbeitstherapie zu konkretisieren und für alle Beteiligten transparent zu vereinbaren.

INFO 1 Die Regeln der Arbeitstherapie

Mithilfe dieses Arbeitsblatts werden die Rahmenbedingungen und Regeln der Arbeitstherapie berufsalltagsnah und verbindlich vereinbart.

AB 3 Arbeitsbuch

Auf diesem Arbeitsblatt listen die Teilnehmer alle von ihnen im Rahmen der Arbeitstherapie durchgeführten Tätigkeiten auf, bewerten jeweils bei jedem Termin selbst ihre Arbeitsleistung und erhalten bei Bedarf schriftliche Anregungen und Hinweise durch die Arbeitstherapeuten.

AB 4 Abschlussbewertung

Auf diesem Arbeitsblatt können die Selbsteinschätzungen der Teilnehmerinnen den Einschätzungen durch den Arbeitstherapeuten am Ende der Arbeitstherapie gegenübergestellt werden. Diese kann auch die Grundlage für den therapeutischen Abschlussbericht bilden.

Name: ....

Arbeitstherapie

Teilnehmermaterialien

Sehr geehrte, sehr geehrter Patient*in,

herzlich willkommen in der »Arbeitstherapie«.

Möglicherweise werden Sie sich gefragt haben: Warum um alles in der Welt soll ich in meiner Therapie auch noch arbeiten? Tatsächlich gibt es aber viele verschiedene Möglichkeiten, von einer Arbeitstherapie zu profitieren:

- Patienten und Patientinnen mit körperlichen Einschränkungen oder emotionalen Belastungen können in einem geschützten Rahmen ihre verbliebenen Möglichkeiten, aber auch objektiven Grenzen im Arbeitsleben ausloten.
- Arbeitslose Patientinnen und Patienten können ihr Zutrauen in ihre Arbeitsfähigkeiten stärken und ihre Belastbarkeit und Kenntnisse im Beruf auffrischen bzw. erweitern.
- Erwerbstätige Patientinnen und Patienten können ihr Arbeitsverhalten und ihre Zusammenarbeit mit Kollegen und Kolleginnen sowie Vorgesetzten optimieren.
- Patienten und Patientinnen mit geringen Chancen auf einen Arbeitsplatz können Anregung finden und ihre Kenntnisse erweitern, um sich durch handwerkliche Tätigkeiten in ihrer Familie, ihrem Bekanntenkreis oder ihrer Nachbarschaft zu engagieren.

Diese Materialien sollen Sie durch Ihre Arbeitstherapie begleiten. Bringen Sie sie bitte zu jeder Arbeitstherapieeinheit mit.

Wir wünschen Ihnen, dass Sie in der Arbeitstherapie erleben, dass Arbeit und Zusammenarbeit eine wichtige Quelle für Zufriedenheit sind und ein positives Selbstwertgefühl vermitteln.

Viel Erfolg!

Wir alle glauben von uns, dass wir unser Arbeitsverhalten exakt beurteilen können. Durch die Teilnahme an der Arbeitstherapie haben Sie die Möglichkeit, für sich zu überprüfen, inwieweit Ihre Selbsteinschätzung mit der Beurteilung von außen übereinstimmt. Außerdem lassen sich so die möglichen Fortschritte in der Therapie feststellen. Bitte füllen Sie diesen Bogen gemeinsam mit Ihrem Therapeuten bzw. Ihrer Therapeutin aus **(Selbstbild)** und bringen ihn zum ersten Termin in der Arbeitstherapie mit.

Gegebenenfalls werden Sie dann eine Arbeitstestung durchlaufen und eine Einschätzung durch den Arbeitstherapeuten bzw. die Arbeitstherapeutin erfahren **(Test 1)**. Am Ende Ihrer Teilnahme an der Arbeitstherapie erhalten Sie dann eine erneute Einschätzung **(Test 2)**.

Bringen Sie diesen Bogen unbedingt ausgefüllt zum ersten Termin in der Arbeitstherapie mit!

	Selbstbild (1–5)	**Test 1 (1–5)**	**Test 2 (1–5)**
(1) Arbeitstempo			
(2) Arbeitsplanung			
(3) Selbstständigkeit			
(4) Sorgfalt/Genauigkeit			
(5) Geschicklichkeit			
(6) Kenntnisse / Wissen			
(7) Aufmerksamkeit			
(8) Ausdauer			
(9) Konzentration			
(10) Gedächtnis			
(11) Reaktionsgeschwindigkeit			
(12) Auffassungsgabe			
(13) Kontaktfähigkeit			
(14) Durchsetzungsvermögen			
(15) Kritikfähigkeit			
(16) Selbstbeherrschung			
(17) Verantwortungsbewusstsein			
(18) Teamarbeit/Kooperation			
(19) Lesefähigkeit			
(20) Schreiben			
(21) Rechenfähigkeit			
(22) Redegewandtheit			
(23) Vorstellungsvermögen			

Erlernte Tätigkeit:

....

Letzte berufliche Tätigkeit:

....

Arbeitslos seit:

....

1 = stark eingeschränkte Fähigkeit, 2 = eingeschränkte Fähigkeit, 3 = durchschnittliche Fähigkeit, 4 = ausgeprägte Fähigkeit, 5 = weit überdurchschnittliche Fähigkeit

AB 2 Meine Schwerpunkte in der Arbeitstherapie P

Für einen Erfolg in der Arbeitstherapie ist es wichtig, dass Sie selbst und die Arbeitstherapeuten eine klare Vorstellung davon haben, welche Schwerpunkte in Ihrem Fall gesetzt werden sollen. Bitte kreuzen Sie daher vor Antritt der Arbeitstherapie gemeinsam mit Ihrem Therapeuten bzw. Ihrer Therapeutin maximal drei Schwerpunkte an und konkretisieren Sie, welche drei Ziele Sie in der Arbeitstherapie verfolgen.

Bringen Sie diesen Bogen unbedingt ausgefüllt zum ersten Termin in der Arbeitstherapie mit!

<table>
<tr><th>Therapieschwerpunkte</th><th>↓</th><th>Konkretisierung</th></tr>
<tr><td>Steigerung der Konzentrationsfähigkeit</td><td></td><td rowspan="4">1</td></tr>
<tr><td>Verbesserung der Aufmerksamkeit</td><td></td></tr>
<tr><td>Steigerung der Sorgfalt und Genauigkeit</td><td></td></tr>
<tr><td>Realistische Einschätzung des eigenen Leistungsvermögens</td><td></td></tr>
<tr><td>Verbesserung der Feinmotorik</td><td></td><td rowspan="5">2</td></tr>
<tr><td>Erweiterung berufsspezifischer Fertigkeiten</td><td></td></tr>
<tr><td>Steigerung der Ausdauer</td><td></td></tr>
<tr><td>Klärung beruflicher Neigungen</td><td></td></tr>
<tr><td>Überprüfung des Leistungsvermögens am Arbeitsplatz</td><td></td></tr>
<tr><td>Steigerung der Leistungsbereitschaft</td><td></td><td rowspan="4">3</td></tr>
<tr><td>Verbesserung der Teamarbeit / Kooperation</td><td></td></tr>
<tr><td>Steigerung handwerklicher Fähigkeiten</td><td></td></tr>
<tr><td>Sonstige</td><td></td></tr>
<tr><td colspan="3">Besonderheiten / Einschränkungen</td></tr>
</table>

INFO 1 Die Regeln der Arbeitstherapie

P

Arbeitstherapie ist nur dann sinnvoll, wenn dort ähnliche Regeln herrschen wie an einem echten Arbeitsplatz. Um Erfolg im Arbeitsleben zu haben, braucht man Pünktlichkeit, Ausdauer, Konfliktfähigkeit und Zuverlässigkeit. Die folgenden Regeln sollen helfen, genau dies zu erreichen:

- Die Teilnehmerinnen und Teilnehmer der Arbeitstherapie haben pünktlich zum Arbeitsbeginn zu erscheinen. In Ihrem Fall gelten folgende Arbeitszeiten:

....

....

....

- Das Rauchen ist während der Arbeitstherapiezeit nicht gestattet.
- Ein Verlassen des Arbeitsplatzes ist nur mit Zustimmung des Arbeitstherapeuten bzw. der Arbeitstherapeutin erlaubt.
- Handys sind während der Arbeitstherapiezeit auszuschalten.
- Achten Sie darauf, dass nach Möglichkeit keine anderen Therapietermine in die vereinbarte Arbeitstherapiezeit gelegt werden.
- Bei Heimfahrten oder anderen Abwesenheiten informieren Sie bitte rechtzeitig die Arbeitstherapeuten.
- Eine krankheitsbedingte Befreiung von der Arbeitstherapie ist nur durch ärztliche Mitarbeiter bzw. Mitarbeiterinnen möglich.
- Alle Maschinen sind nur gemäß den Arbeitsschutzbestimmungen und nach Unterweisung/Belehrung zu benutzen.

Weitere Regelungen:

....

....

....

....

....

Ich habe die Regeln der Arbeitstherapie gelesen und hatte Gelegenheit zur Nachfrage.

Datum: .... Unterschrift: ....

Woche vom .... bis ....

	Ausgeführte Arbeiten	Stunden	Selbsteinschätzung	1–6	Kommentar Arbeitstherapeut
MONTAG					
			Arbeitsleistung		
			Zufriedenheit		
			Zusammenarbeit		
DIENSTAG					
			Arbeitsleistung		
			Zufriedenheit		
			Zusammenarbeit		
MITTWOCH					
			Arbeitsleistung		
			Zufriedenheit		
			Zusammenarbeit		
DONNERSTAG					
			Arbeitsleistung		
			Zufriedenheit		
			Zusammenarbeit		
FREITAG					
			Arbeitsleistung		
			Zufriedenheit		
			Zusammenarbeit		

AB 4 Abschlussbewertung

P

Ihre Teilnahme an der Arbeitstherapie neigt sich dem Ende zu. Nun ist es Zeit, Bilanz zu ziehen.

Füllen Sie bitte zunächst die linke Spalte aus und legen den Bogen dann Ihrem Arbeitstherapeuten bzw. Ihrer Arbeitstherapeutin vor. Am Schluss zeigen Sie bitte diesen Bogen Ihrem Bezugstherapeuten bzw. Ihrer Bezugstherapeutin.

Was habe ich erreicht?

Selbsteinschätzung	Arbeitstherapeut

Was habe ich noch nicht erreicht?

Selbsteinschätzung	Arbeitstherapeut

Was nehme ich mir vor?

Selbsteinschätzung	Arbeitstherapeut

6 Genusstraining

Hintergrund

Die Resilienzforschung hat Genussfähigkeit als eine zentrale Fertigkeit ausgemacht, um auch unter Belastung oder begrenzten Ressourcen emotionale Ausgeglichenheit, Zufriedenheit und psychische Stabilität zu finden. Viele psychische Krankheiten gehen mit einem Verlust der Genussfähigkeit einher, sei es durch Rückzugs- oder Vermeidungsverhalten oder durch Konzentration der Aufmerksamkeit auf Symptome oder Symptomgedanken. Ein Genusstraining ist eine der einfachsten Behandlungsmöglichkeiten zum (Wieder-)Erreichen von positiver Verstärkung.

Indikation

Patientinnen mit Verstärkerverlust (z.B. Rückzugsverhalten, Passivität, negativ verzerrte Wahrnehmung) oder unzureichender Selbstfürsorglichkeit (Leistungsorientierung, Überforderung, Stress). Es ist dabei unerheblich, ob dies die primäre Störung der Patientinnen ist (z.B. bei Depression) oder ob es sich um die Begleitsymptomatik einer anderen psychischen Störung handelt.

Inhaltliche Schwerpunkte

- Wahrnehmungstraining und Intensivierung von allen fünf Sinnen (Riechen, Schmecken, Hören, Tasten, Sehen)
- Vermittlung von Genussregeln und innere Erlaubniserteilung für Genusserfahrungen
- Ermutigung zu und Auswertung von eigenständigen Genussübungen

Benötigte Materialien

Demonstrationsmaterialien bzw. -objekte für alle fünf Sinnesbereiche

Empfohlene Durchführungsvariante

Alle Varianten sind gleichermaßen möglich.

Ein Einstig von neuen Teilnehmerinnen ist jederzeit ohne Probleme durchzuführen. Eine bestimmte Reihenfolge der Inhalte ist nicht erforderlich.

Therapeutische Tipps

- Die Durchführung des Genusstrainings wird erheblich erleichtert durch einen großen Therapieraum mit Tageslicht, in dem die Genussproben bzw. -materialien auf einem großen Tisch oder auf dem Boden ausgebreitet werden können.
- Es bedarf einiger Vorbereitung, um geeignete Genussproben bzw. -materialien in ausreichender Menge bereitzustellen.
- Die Therapeutin hat die Aufmerksamkeit der Patientinnen immer wieder darauf zu lenken, dass Genuss im Alltag ohne besonderen Aufwand bzw. Kosten möglich ist.
- Patientinnen mit genussfeindlichen Einstellungen oder hoher Skepsis sollten durch die Therapeutin nicht kritisiert, sondern lediglich ermutigt werden, ihre Überzeugung anhand von kleinen Genussübungen zu überprüfen.
- Zur besseren Einprägung sollten alle Erfahrungen der Patientinnen durch die Therapeutin immer wieder in Beziehung zu den Genussregeln gesetzt werden.

Therapiemanual

Koppenhöfer, E. (2004). Kleine Schule des Genießens. Lengerich: Pabst Science Publishers.

Arbeitsmaterial

AB 1 Meine Ziele der Gruppenteilnahme

Nicht immer ist der Sinn eines Genusstrainings für Patientinnen unmittelbar nachzuvollziehen. Das gemeinsame Ausfüllen dieses Arbeitsblatts durch Teilnehmerinnen und Therapeutin ermöglicht eine konkrete Vorbereitung auf die erste Gruppensitzung, indem die individuellen Ziele des Genusstrainings vor dem Hintergrund der persönlichen Problematik der Teilnehmerinnen herausgearbeitet werden.

AB 2 Die sieben Genussregeln

Das Arbeitsblatt dient der individuellen Auseinandersetzung mit den sieben Genussregeln nach Koppenhöfer (2004).

AB 3 Riechen

Durch dieses Arbeitsblatt werden die Teilnehmerinnen angeleitet, ihre Geruchswahrnehmung und -beschreibung zu intensivieren und dabei auch feine Unterschiede zu differenzieren.

AB 4 Genussprobe Riechen

Das Arbeitsblatt dient der Protokollierung der Wahrnehmungen und Empfindungen der therapeutisch angeleiteten olfaktorischen Genussübung.

AB 5 Genussprotokoll Riechen

Hier können die Teilnehmerinnen ihre Wahrnehmungen und Empfindungen mit dem Geruchssinn bei weiteren selbstgewählten Genussübungen festhalten.

AB 6 Schmecken

Durch dieses Arbeitsblatt werden die Teilnehmerinnen angeleitet, ihre Geschmackswahrnehmung und -beschreibung zu intensivieren und dabei auch feine Unterschiede zu differenzieren.

AB 7 Genussprobe Schmecken

Das Arbeitsblatt dient der Protokollierung der Wahrnehmungen und Empfindungen der therapeutisch angeleiteten geschmacklichen Genussübung.

AB 8 Genussprotokoll Schmecken

Hier können die Teilnehmerinnen ihre Wahrnehmungen und Empfindungen mit dem Geschmackssinn bei selbstgewählten Genussübungen festhalten.

AB 9 Tasten

Durch dieses Arbeitsblatt werden die Teilnehmerinnen angeleitet, ihre Tast- bzw. Berührungswahrnehmung und -beschreibung zu intensivieren und dabei auch feine Unterschiede zu differenzieren.

AB 10 Genussprobe Tasten

Das Arbeitsblatt dient der Protokollierung der Wahrnehmungen und Empfindungen der therapeutisch angeleiteten taktilen Genussübung.

AB 11 Genussprotokoll Tasten

Hier können die Teilnehmerinnen ihre Wahrnehmungen und Empfindungen mit dem Tastsinn bei selbstgewählten Genussübungen festhalten.

AB 12 Hören

Durch dieses Arbeitsblatt werden die Teilnehmerinnen angeleitet, ihre akustische Sinneswahrnehmung und -beschreibung zu intensivieren und dabei auch feine Unterschiede zu differenzieren.

AB 13 Genussprobe Hören

Das Arbeitsblatt dient der Protokollierung der Wahrnehmungen und Empfindungen der therapeutisch angeleiteten auditiven Genussübung.

AB 14 Genussprotokoll Hören
Hier können die Teilnehmerinnen ihre Wahrnehmungen und Empfindungen mit dem Hörsinn bei selbstgewählten Genussübungen festhalten.

AB 15 Sehen
Durch dieses Arbeitsblatt werden die Teilnehmerinnen angeleitet, ihre visuelle Sinneswahrnehmung und -beschreibung zu intensivieren und dabei auch feine Unterschiede zu differenzieren.

AB 16 Genussprobe Sehen
Das Arbeitsblatt dient der Protokollierung der Wahrnehmungen und Empfindungen der therapeutisch angeleiteten visuellen Genussübung.

AB 17 Genussprotokoll Sehen
Hier können die Teilnehmerinnen ihre Wahrnehmungen und Empfindungen mit dem Sehsinn bei selbstgewählten Genussübungen festhalten.

AB 18 Aktivitätenliste
Auf diesem Arbeitsblatt können die Teilnehmerinnen alle Aktivitäten auflisten, die ihnen Freude bereiten. Dies sollen als Ausgangspunkt für weitere, alltägliche Genusserfahrungen dienen.

AB 19 Wochenplan 1: Riechen

AB 20 Wochenplan 2: Schmecken

AB 21 Wochenplan 3: Tasten

AB 22 Wochenplan 4: Hören

AB 23 Wochenplan 5: Sehen
Um Genusserleben zu einer alltäglichen Erfahrung werden zu lassen, stellen die Teilnehmerinnen zu jedem Sinn einen Plan auf, wann sie welche Genussübung bzw. -möglichkeit innerhalb einer Behandlungswoche wahrnehmen wollen.

AB 24 Genussplan für zu Hause
Das Arbeitsblatt dient der Übertragung der Genussorientierung auf den Alltag zu Hause im Anschluss an die Behandlung. Die Teilnehmerinnen planen für jede Woche alle Genussmöglichkeiten in ihrem Alltag.

Name: ....

Genusstraining

Teilnehmermaterialien

Sehr geehrte, sehr geehrter Patient*in,

herzlich willkommen in der Therapiegruppe »Genusstraining«.

Wenn man unter körperlichen oder psychischen Problemen leidet, geschieht es leicht, dass man den »kleinen Annehmlichkeiten des Lebens« keine Beachtung mehr schenkt. Man nimmt sie nicht mehr wahr und kann sie folglich auch nicht genießen.

Zum Aufbau positiven Erlebens und Handelns erscheint es uns wichtig, dass Sie herausfinden, auf welche Weise Sie Ihre Sinnesorgane wieder zur Wahrnehmung von genussvollen Dingen einsetzen können. Damit soll Ihnen eine der wichtigsten Strategien an die Hand gegeben werden, um auch schwierigen Situationen und Lebensbedingungen begegnen zu können.

Inhalt des Trainings wird es sein, dass Sie die grundlegenden Bestandteile genussvollen Erlebens kennenlernen und diese in konkreten Situationen umsetzen.

Wir wünschen Ihnen bei all dem viel Genuss und Erfolg!

AB 1 Meine Ziele der Gruppenteilnahme

P

Wir möchten Sie zur Vorbereitung auf die erste Gruppensitzung bitten, gemeinsam mit Ihrem Therapeuten bzw. Ihrer Therapeutin einzuschätzen, welche der folgenden Punkte auf Sie zutreffen und bei welchen Zielen die Gruppe »Genusstraining« Sie unterstützen kann. Mehrere Antworten sind möglich.

☐	Ich habe keine ausreichende Zeit für genussvolle Tätigkeiten.
☐	Ich wurde so erzogen, dass ich mir Genuss nicht wirklich gönnen kann.
☐	Alles, was mir wirklichen Genuss bereitet, kann ich mir nicht leisten.
☐	Durch meine körperliche bzw. psychische Erkrankung konnte ich keinen Genuss mehr wahrnehmen.
☐	Ich weiß nicht, was mir Genuss bereiten könnte.
☐	Ich habe keinen Ersatz für den Genuss gefunden, der mir aus gesundheitlichen Gründen nicht mehr möglich ist.
☐	Mein Partner bzw. meine Partnerin und ich haben so gegensätzliche Vorstellungen von Genuss, dass wir beide nicht auf unsere Kosten kommen.

Die Teilnahme am Genusstraining könnte bei mir folgende Veränderung bewirken:

	0 %	20 %	40 %	60 %	80 %	100 %
Ich bin zuversichtlich, dies auch erreichen zu können:	☐	☐	☐	☐	☐	☐

AB 2 Die sieben Genussregeln

P

Auch Genuss will gelernt sein. Am besten orientiert man sich dabei an den folgenden sieben Genussregeln. Schreiben Sie bitte zu jeder Genussregel ein Beispiel auf, das aus Ihrem eigenen Leben stammt und die Sinnhaftigkeit der Regel aufzeigt.

(1) Genuss braucht Zeit

(2) Genuss muss erlaubt sein

(3) Genuss geht nicht nebenbei

(4) Weniger ist mehr

(5) Aussuchen, was mir gut tut

(6) Ohne Erfahrung kein Genuss

(7) Genuss ist alltäglich

Im Folgenden finden Sie ein paar interessante Informationen zum Thema »Riechen«. Lesen Sie den Text aufmerksam durch.

Der Mensch vermag Tausende von Gerüchen voneinander zu unterscheiden und übertrifft damit sogar den besten Spürhund. Unser Geruchssinn ist höchst empfindlich, weit empfindlicher noch als unser Geschmackssinn. Sein Einfluss auf unser Gefühlsleben ist immens.

Es ist aber gar nicht so leicht, die Feinheiten von Gerüchen angemessen zu beschreiben. Versuchen Sie es einmal:

Frisch gebackenes Brot riecht …

……………………………………………………………………………………………………

……………………………………………………………………………………………………

Curry riecht …

……………………………………………………………………………………………………

……………………………………………………………………………………………………

Eigenes Beispiel …

……………………………………………………………………………………………………

……………………………………………………………………………………………………

Beispiel

Beispiele für Geruchsbeschreibungen:
verbrannt, süß, blumig, fruchtig, erdig, modrig, warm, sauer, staubig, scharf, frisch, schwer, flüchtig …

Vielleicht haben Sie Lust, weitere Informationen zum Thema »Riechen« und Geruchssinn zu sammeln. Sie finden hierzu viele Anregungen im Internet oder in jeder Bibliothek. Hier können Sie notieren, was Sie zum Thema Riechen und Geruchssinn entdeckt haben:

……………………………………………………………………………………………………

……………………………………………………………………………………………………

……………………………………………………………………………………………………

……………………………………………………………………………………………………

Genussprobe Riechen

P

Was haben Sie ausgewählt?

....

....

....

Warum?

....

....

....

....

Welche Erinnerungen wurden wachgerufen?

....

....

....

....

Was haben Sie Neues entdeckt?

....

....

....

....

Wie war Ihre Stimmung am Ende der Sitzung?

☹ ←――――――――――――――――――――――――――――――――→ ☺

Genussprotokoll Riechen

P

Was haben Sie ausprobiert?	Wann?
Was haben Sie Neues entdeckt?	
Wie war Ihre Stimmung? ☹ ←——————————→ ☺	

Was haben Sie ausprobiert?	Wann?
Was haben Sie Neues entdeckt?	
Wie war Ihre Stimmung? ☹ ←——————————→ ☺	

Was haben Sie ausprobiert?	Wann?
Was haben Sie Neues entdeckt?	
Wie war Ihre Stimmung? ☹ ←——————————→ ☺	

Was davon lässt sich in Ihren Alltag zu Hause integrieren?

....

....

....

Im Folgenden finden Sie ein paar interessante Informationen zum Thema »Schmecken«. Lesen Sie den Text aufmerksam durch.

Alle Geschmacksempfindungen können auf vier Grundqualitäten zurückgeführt werden: süß, sauer, salzig und bitter. Die Rezeptoren für den Geschmackssinn liegen auf der Zunge und sind mit bloßem Auge zu erkennen: Süß liegt vor allem an der Zungenspitze, sauer an den seitlichen Rändern, salzig an der Spitze und den seitlichen Rändern, bitter schließlich am Zungengrund.

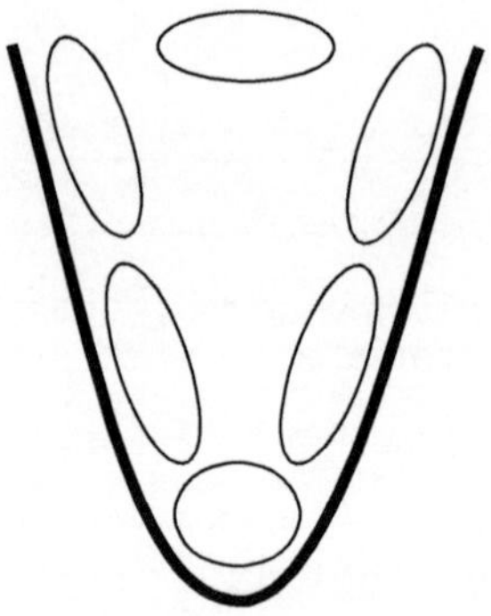

Zeichnen Sie nun bitte auf der abgebildeten Zunge die jeweilige Geschmacksrichtung ein.

Vielleicht haben Sie Lust, weitere Informationen zum Thema »Schmecken« zu sammeln. Sie finden hierzu viele Anregungen im Internet oder in jeder Bibliothek.

Hier können Sie notieren, was Sie zum Thema »Schmecken« entdeckt haben:

....

....

....

....

....

....

....

....

....

....

AB 7 | Genussprobe Schmecken | P

Was haben Sie ausgewählt?

....

....

....

Warum?

....

....

....

....

Welche Erinnerungen wurden wachgerufen?

....

....

....

....

Was haben Sie Neues entdeckt?

....

....

....

....

Wie war Ihre Stimmung am Ende der Sitzung?

☹ ←――――――――――――――――――――――――――――→ ☺

Genussprotokoll Schmecken

P

Was haben Sie ausprobiert?	Wann?
Was haben Sie Neues entdeckt?	
Wie war Ihre Stimmung? ☹ ←→ ☺	

Was haben Sie ausprobiert?	Wann?
Was haben Sie Neues entdeckt?	
Wie war Ihre Stimmung? ☹ ←→ ☺	

Was haben Sie ausprobiert?	Wann?
Was haben Sie Neues entdeckt?	
Wie war Ihre Stimmung? ☹ ←→ ☺	

Was davon lässt sich in Ihren Alltag zu Hause integrieren?

....

....

....

Im Folgenden finden Sie ein paar interessante Informationen zum Thema »Tasten«. Lesen Sie den Text aufmerksam durch.

Die Haut ist mit einer Gesamtfläche von etwa zwei Quadratmetern und einem Gewicht bis zu 10 Kilogramm nicht nur unser größtes Sinnesorgan, sondern das größte Organ überhaupt. Mit unserer Haut grenzen wir unser Innenleben gegenüber der Außenwelt ab. Die Verbindung zwischen Haut und Gehirn wird durch Empfängerstellen (Rezeptoren) hergestellt. Es gibt Rezeptoren für Druck und Berührung, für Wärme und Kälte und für Schmerz. Rund 50.000 von ihnen warten nur darauf, jene Informationen über Nervenbahnen an unser Gehirn weiterzugeben, die darüber entscheiden, ob wir uns wohl in unserer Haut fühlen – oder eben nicht.

Es ist aber gar nicht so leicht, die Feinheiten von unseren Hautempfindungen angemessen zu beschreiben. Versuchen Sie es einmal:

Die Rinde eines Baumes fühlt sich an …

....

....

Über eine Wiese zu gehen fühlt sich an …

....

....

Das Fell eines Hundes fühlt sich an …

....

....

Beispiel

Beispiele für Hautempfindungsbeschreibungen:
rau, kalt, warm, stumpf, feucht, piekend, kuschelig, samtig, scharfkantig, weich, flexibel, kribbelnd

Vielleicht haben Sie Lust, weitere Informationen zum Thema »Tasten« zu sammeln. Sie finden hierzu viele Anregungen im Internet oder in jeder Bibliothek.

Hier können Sie notieren, was Sie zum Thema »Tasten« entdeckt haben:

....

....

Genussprobe Tasten

P

Was haben Sie ausgewählt?

....

....

....

Warum?

....

....

....

....

Welche Erinnerungen wurden wachgerufen?

....

....

....

....

Was haben Sie Neues entdeckt?

....

....

....

....

Wie war Ihre Stimmung am Ende der Sitzung?

☹ ←——————————————————————→ ☺

AB 11 Genussprotokoll Tasten

P

Was haben Sie ausprobiert?	Wann?
Was haben Sie Neues entdeckt?	
Wie war Ihre Stimmung? ☹ ←→ ☺	

Was haben Sie ausprobiert?	Wann?
Was haben Sie Neues entdeckt?	
Wie war Ihre Stimmung? ☹ ←→ ☺	

Was haben Sie ausprobiert?	Wann?
Was haben Sie Neues entdeckt?	
Wie war Ihre Stimmung? ☹ ←→ ☺	

Was davon lässt sich in Ihren Alltag zu Hause integrieren?

....

....

....

Im Folgenden finden Sie ein paar interessante Informationen zum Thema »Hören«. Lesen Sie den Text aufmerksam durch.

Im Vergleich zum Auge ist das Ohr das differenziertere Sinnesorgan. Seine Bandbreite überragt die des Auges um ein Mehrfaches. Außerdem verfügt es bereits ab der Geburt über seine endgültige Größe und Funktionsfähigkeit. Dadurch können bereits Neugeborene ihre Eltern an ihrer Stimme erkennen. Trotzdem werden der Sinn und die Sinnlichkeit des Hörens bei uns oftmals stark unterschätzt.

Es ist aber gar nicht so leicht, die Feinheiten von Tönen, Klängen und Geräuschen angemessen zu beschreiben. Versuchen Sie es einmal:

Ein kleiner Bergbach klingt …

....

....

Ich mag Musik besonders, wenn sie …

....

....

Wenn es sehr windig ist, klingt es wie …

....

....

Beispiel

Beispiele für Geräusch- oder Klangerlebnisse::
rauschend, plätschernd, harmonisch, tosend, ruhig, laut, leise, hell, dumpf, blechern, gleichmäßig, schrill, …

Vielleicht haben Sie Lust, weitere Informationen zum Thema »Hören« zu sammeln. Sie finden hierzu viele Anregungen im Internet oder in jeder Bibliothek.

Hier können Sie notieren, was Sie zum Thema »Hören« entdeckt haben:

....

....

....

Genussprobe Hören

P

Was haben Sie ausgewählt?

....

....

....

Warum?

....

....

....

....

Welche Erinnerungen wurden wachgerufen?

....

....

....

....

Was haben Sie Neues entdeckt?

....

....

....

....

Wie war Ihre Stimmung am Ende der Sitzung?

☹ ←――――――――――――――――――――――――→ ☺

AB 14 Genussprotokoll Hören

P

Was haben Sie ausprobiert?	Wann?
Was haben Sie Neues entdeckt?	
Wie war Ihre Stimmung? ☹ ←——————→ ☺	

Was haben Sie ausprobiert?	Wann?
Was haben Sie Neues entdeckt?	
Wie war Ihre Stimmung? ☹ ←——————→ ☺	

Was haben Sie ausprobiert?	Wann?
Was haben Sie Neues entdeckt?	
Wie war Ihre Stimmung? ☹ ←——————→ ☺	

Was davon lässt sich in Ihren Alltag zu Hause integrieren?

....

....

....

Im Folgenden finden Sie ein paar interessante Informationen zum Thema »Sehen«. Lesen Sie den Text aufmerksam durch.

Der Mensch ist ein »Augenwesen«. Den größten Teil der Informationen, die die Umwelt ihm liefert, nimmt er mit den Augen auf. Mit ihnen orientiert er sich in seiner Welt und nimmt Kontakt zu seinen Mitmenschen auf. Dabei werden die Lichtstrahlen, die auf der Netzhaut eintreffen, in Nervenimpulse umgewandelt. Die Netzhaut des menschlichen Auges besitzt etwa 130 Millionen dieser Rezeptoren.

Es ist aber gar nicht so leicht, optische Eindrücke angemessen zu beschreiben. Nach welchen Dimensionen könnte man dies tun? Machen Sie möglichst viele verschiedene Eintragungen:

Kontrast	Form	Helligkeit

Vielleicht haben Sie Lust, weitere Informationen zum Thema »Sehen« zu sammeln. Sie finden hierzu viele Anregungen im Internet oder in jeder Bibliothek.

Hier können Sie notieren, was Sie zum Thema »Sehen« entdeckt haben:

....

....

....

....

....

....

....

....

....

....

Genussprobe Sehen

P

Was haben Sie ausgewählt?

....

....

....

Warum?

....

....

....

....

Welche Erinnerungen wurden wachgerufen?

....

....

....

....

Was haben Sie Neues entdeckt?

....

....

....

....

Wie war Ihre Stimmung am Ende der Sitzung?

☹ ←——————————————————————→ ☺

AB 17 Genussprotokoll Sehen

P

Was haben Sie ausprobiert?	Wann?
Was haben Sie Neues entdeckt?	
Wie war Ihre Stimmung? ☹ ⟷ ☺	

Was haben Sie ausprobiert?	Wann?
Was haben Sie Neues entdeckt?	
Wie war Ihre Stimmung? ☹ ⟷ ☺	

Was haben Sie ausprobiert?	Wann?
Was haben Sie Neues entdeckt?	
Wie war Ihre Stimmung? ☹ ⟷ ☺	

Was davon lässt sich in Ihren Alltag zu Hause integrieren?

....

....

....

AB 18 **Aktivitätenliste** P

Welche Aktivitäten bereiten Ihnen Freude?

Bitte tragen Sie so viele Aktivitäten wie möglich ein, auch solche, die Ihnen früher einmal Spaß gemacht haben.

....

....

....

....

....

....

....

....

....

....

....

....

Beispiel

Angenehme Aktivitäten

Ein Buch lesen, einen Spaziergang machen, Sport treiben, sich mit Freunden treffen, etwas kochen, eine (Fach-)Zeitschrift lesen, Rätsel lösen, etwas zeichnen/malen, sich eine besondere Mahlzeit gönnen

Wochenplan 1: Riechen

P

Planen Sie für jeden Tag mindestens **drei** kleine bewusste Genussproben zum Thema »Riechen« ein und machen Sie ein Häkchen, wenn Sie diese auch tatsächlich in die Tat umgesetzt haben.

Uhrzeit	Montag	Dienstag	Mittwoch	Donnerstag	Freitag	Samstag	Sonntag
07.00 – 08.00							
08.00 – 09.00							
09.00 – 10.00							
10.00 – 11.00							
11.00 – 12.00							
12.00 – 13.00							
13.00 – 14.00							
14.00 – 15.00							
15.00 – 16.00							
16.00 – 17.00							
17.00 – 18.00							
18.00 – 19.00							
19.00 – 20.00							
20.00 – 24.00							

Planen Sie für jeden Tag mindestens **drei** kleine bewusste Genussproben zum Thema »Schmecken« ein und machen Sie ein Häkchen, wenn Sie diese auch tatsächlich in die Tat umgesetzt haben.

Uhrzeit	Montag	Dienstag	Mittwoch	Donnerstag	Freitag	Samstag	Sonntag
07.00 – 08.00							
08.00 – 09.00							
09.00 – 10.00							
10.00 – 11.00							
11.00 – 12.00							
12.00 – 13.00							
13.00 – 14.00							
14.00 – 15.00							
15.00 – 16.00							
16.00 – 17.00							
17.00 – 18.00							
18.00 – 19.00							
19.00 – 20.00							
20.00 – 24.00							

AB 21

Wochenplan 3: Tasten

P

Planen Sie für jeden Tag mindestens **drei** kleine bewusste Genussproben zum Thema »Tasten« ein und machen Sie ein Häkchen, wenn Sie diese auch tatsächlich in die Tat umgesetzt haben.

Uhrzeit	Montag	Dienstag	Mittwoch	Donnerstag	Freitag	Samstag	Sonntag
07.00 – 08.00							
08.00 – 09.00							
09.00 – 10.00							
10.00 – 11.00							
11.00 – 12.00							
12.00 – 13.00							
13.00 – 14.00							
14.00 – 15.00							
15.00 – 16.00							
16.00 – 17.00							
17.00 – 18.00							
18.00 – 19.00							
19.00 – 20.00							
20.00 – 24.00							

AB 22 **Wochenplan 4: Hören** **P**

Planen Sie für jeden Tag mindestens **drei** kleine bewusste Genussproben zum Thema »Hören« ein und machen Sie ein Häkchen, wenn Sie diese auch tatsächlich in die Tat umgesetzt haben.

Uhrzeit	**Montag**	**Dienstag**	**Mittwoch**	**Donnerstag**	**Freitag**	**Samstag**	**Sonntag**
07.00 – 08.00							
08.00 – 09.00							
09.00 – 10.00							
10.00 – 11.00							
11.00 – 12.00							
12.00 – 13.00							
13.00 – 14.00							
14.00 – 15.00							
15.00 – 16.00							
16.00 – 17.00							
17.00 – 18.00							
18.00 – 19.00							
19.00 – 20.00							
20.00 – 24.00							

AB 23

Wochenplan 5: Sehen

P

Planen Sie für jeden Tag mindestens **drei** kleine bewusste Genussproben zum Thema »Sehen« ein und machen Sie ein Häkchen, wenn Sie diese auch tatsächlich in die Tat umgesetzt haben.

Uhrzeit	**Montag**	**Dienstag**	**Mittwoch**	**Donnerstag**	**Freitag**	**Samstag**	**Sonntag**
07.00 – 08.00							
08.00 – 09.00							
09.00 – 10.00							
10.00 – 11.00							
11.00 – 12.00							
12.00 – 13.00							
13.00 – 14.00							
14.00 – 15.00							
15.00 – 16.00							
16.00 – 17.00							
17.00 – 18.00							
18.00 – 19.00							
19.00 – 20.00							
20.00 – 24.00							

AB 24 Genussplan für zu Hause

P

Wir hoffen, dass Sie mit dem Genusstraining gute Erfahrung gemacht haben. Nun geht es darum, dies auch in Ihrem Alltag zu Hause umzusetzen. Planen Sie für die erste Zeit nach Behandlungsende für jeden Tag mindestens **drei** kleine bewusste Genussproben ein. Achten Sie darauf, dass Ihr Vorhaben realistisch bleibt.

Uhrzeit	**Montag**	**Dienstag**	**Mittwoch**	**Donnerstag**	**Freitag**	**Samstag**	**Sonntag**
07.00 – 08.00							
08.00 – 09.00							
09.00 – 10.00							
10.00 – 11.00							
11.00 – 12.00							
12.00 – 13.00							
13.00 – 14.00							
14.00 – 15.00							
15.00 – 16.00							
16.00 – 17.00							
17.00 – 18.00							
18.00 – 19.00							
19.00 – 20.00							
20.00 – 24.00							

7 Männliche Sexualität und Partnerschaft

Hintergrund

Bei einer Vielzahl von körperlichen und psychischen Störungen treten im Verlauf gehäuft sexuelle Funktionsstörungen auf. Trotzdem wird dieser Aspekt im Rahmen der Psychotherapie besonders stark tabuisiert. Insbesondere männliche Patienten, aber auch ihre Therapeuten, vermeiden ein offenes Ansprechen sexueller Probleme, die sich dadurch weiter verfestigen können.

Nicht immer ist eine gemeinsame Sexualtherapie mit einer Partnerin oder einem Partner möglich. Hier kann eine Therapiegruppe zum Thema »Männliche Sexualität und Partnerschaft« einen hilfreichen Ausweg bieten.

Indikation

Männliche Patienten mit allen Formen von sexuellen Funktionsstörungen (u. a. Libidoverlust, Erektionsstörungen, vorzeitiger Samenerguss). Die Gruppe ist nicht geeignet für Patienten mit sexuellen Identitätsstörungen. Es ist für die Teilnahme an der Gruppe unerheblich, ob es sich um eine primäre sexuelle Funktionsstörung handelt oder diese als Folge einer anderen Erkrankung aufgetreten ist.

Inhaltliche Schwerpunkte

- Überwindung der Sprachlosigkeit und des sexuellen Vermeidungsverhaltens
- gemeinsames Entwickeln eines psychobiologischen Modells der Entstehung und Verfestigung von sexuellen Funktionsstörungen
- systematische Desensibilisierung sexueller Versagensängste
- Aufbau von sexuellem Genuss
- Einleitung von offenen Partnergesprächen über Sexualität

Benötigte Materialien

Keine

Empfohlene Durchführungsvariante

Alle drei Varianten sind möglich.

Es besteht keine Notwendigkeit zur Einhaltung einer bestimmten Reihenfolge der Therapieinhalte. Ein Gruppeneinstieg ist zu jedem Zeitpunkt möglich.

Therapeutische Tipps

- Nach Möglichkeit sollte die Gruppentherapie zu Sexualstörungen bei Männern durch einen männlichen Therapeuten durchgeführt werden.
- Männliche Patienten berichten nur sehr selten von sich aus über sexuelle Schwierigkeiten. Direkte Fragen zur Zufriedenheit mit der eigenen Sexualität sollten daher immer fester Bestandteil einer Anamnese sein.
- Viele Patienten wissen nicht, wie sie sich bei der Beschreibung ihrer Sexualität ausdrücken sollen. Hier bedarf es häufig konkreter Formulierungsvorschläge und genaueren Nachfragens durch den Therapeuten.
- In jedem Fall sollten immer auch mögliche organische (Mit-)Ursachen einer sexuellen Störung abgeklärt sein, bevor mit dem Patienten ein psychobiologisches Erklärungsmodell erarbeitet wird.
- Um dem Leistungsdruck bzw. der Versagensangst zu begegnen, empfiehlt sich bei vielen männlichen Patienten das Erleben von sexuellen Aktivitäten (Streicheln, gegenseitige Erregung) ohne Koitus.

Therapiemanuale

- Kockott, G. & Fahrner, E.M. (2000). Sexualstörungen des Mannes. Göttingen: Hogrefe.
- Fahrner, E.M. & Kockott, G. (2003). Sexualtherapie. Ein Manual zur Behandlung sexueller Funktionsstörung bei Männern. Göttingen: Hogrefe.

Arbeitsmaterial

AB 1 Meine Ziele

Das gemeinsame Ausfüllen dieses Arbeitsblatts durch Patient und Therapeut dient dem Abbau von Hemmungen und Ängsten vor der ersten Gruppensitzung. Eine Konkretisierung der persönlichen Ziele für die Gruppenteilnahme ist ein erster Schritt zur Überwindung der Scham, sexuelle Schwierigkeiten angemessen zu benennen.

AB 2 Problembeschreibung

Das Arbeitsblatt bietet die Möglichkeit, die eigene sexuelle Problematik als Vorbereitung auf die Darstellung in der Gruppe genauer zu beschreiben.

AB 3 Mein sexueller Wortschatz

Das Arbeitsblatt unterstützt die Teilnehmer dabei, ihren sexuellen Wortschatz zu erweitern und hierbei eine angemessene und partnerschaftlich passende Ausdrucksweise zu finden.

INFO 1 Sexualität: Was ist eigentlich normal?

Das Arbeitsblatt dient dem Abbau von sexuellen Mythen und unrealistischer Normvorstellungen durch die Vermittlung statistischer Daten rund um das Thema Sexualität.

INFO 2 Ungestörte und gestörte Sexualität

Das Schaubild auf diesem Informationsblatt bietet einen Überblick über verschiedene sexuelle Funktionsstörungen.

AB 4 Mein Körper

Das Arbeitsblatt regt die Teilnehmer dazu an, sich mit ihrer Einstellung zu ihrem Körper auseinanderzusetzen: Was gefällt ihnen, was gefällt ihnen nicht an ihrem Aussehen bzw. Körper?

AB 5 Spiegelübung

Das Arbeitsblatt dient dazu, die eigenen Beobachtungen und Empfindungen beim intensiven Betrachten des eigenen Körpers vor einem Spiegel festzuhalten.

AB 6 Sexualität und Alkohol/Drogen

Auf diesem Arbeitsblatt können die Teilnehmer die positive und negative Wirkung von Alkohol und Drogen auf ihre Sexualität kritisch reflektieren.

AB 7 Positive und negative Bedingungen für Sexualität

Das Arbeitsblatt dient dazu, darüber nachzudenken, was sich luststeigernd und lustverringernd auf die eigene Sexualität auswirkt.

AB 8 Tabu-Themen

Auf diesem Arbeitsblatt können die Teilnehmer auflisten, über welche sexuellen Themen es ihnen besonders schwerfällt, mit ihrer Partnerin bzw. ihrem Partner zu sprechen.

AB 9 Sexualität der Frau

Auf diesem Arbeitsblatt können die Teilnehmer alle Fragen notieren, die sie zur Sexualität der Frau haben.

AB 10 Komplimente machen
Zunächst schreiben die Teilnehmer in direkter Rede Komplimente, die sie ihrer Partnerin bzw. ihrem Partner machen wollen, und holen sich dann Feedback in der Gruppe über die mögliche Reaktion der Partnerin bzw. des Partners.

AB 11 Wünsche und Vorsätze
Das Arbeitsblatt bietet die Möglichkeit, über angestrebte Veränderungen in der Partnerschaft nachzudenken. Welche Wünsche und Bedürfnisse haben die Teilnehmer, in welcher Hinsicht möchten sie ihr eigenes Verhalten verändern und wo sollen sie künftig stärker auf die Bedürfnisse ihrer Partnerin bzw. ihres Partners eingehen?

AB 12 Empfängnisverhütung
Auf diesem Arbeitsblatt geben die Teilnehmer an, wie hoch sie die Sicherheit der verschiedenen Möglichkeiten zur Empfängnisverhütung einschätzen.

AB 13 Erektionsstörungen
Mithilfe eines Schaubilds wird zunächst ein Erklärungsmodell für die Entstehung von Erektionsstörungen vermittelt. Im Anschluss diskutieren die Teilnehmer den Stellenwert körperlicher Ursachen bei Erektionsstörungen.

INFO 3 »Necktechniken« zur Überwindung von Erektionsstörungen
Das Arbeitsblatt informiert über Übungen allein und mit Partnerin bzw. Partner zur Überwindung von Erektionsstörungen.

INFO 4 Ejakulationsstörungen
Das Arbeitsblatt vermittelt ein Erklärungsmodell für die Entstehung von Ejakulationsstörungen.

INFO 5 Die Stopp-Start-Technik zur Überwindung von Ejakulationsstörungen
Das Arbeitsblatt informiert über Übungen allein und mit Partnerin bzw. Partner zur Überwindung von Ejakulationsstörungen.

INFO 6 Sinnliche Massagen
Das Arbeitsblatt gibt den Teilnehmern Anregungen für eine sinnliche Partnermassage.

AB 14 Erste (sexuelle) Kontakte nach dem Ende der stationären Behandlung
Das Arbeitsblatt ermöglicht die konkrete Vorbereitung auf die erste Zeit nach Therapieende. Welche Veränderungsvorhaben haben die Teilnehmer, welche Gespräche wollen sie über Sexualität und Partnerschaft führen?

AB 15 Literatur
Hier finden Betroffene Anregungen für ein vertieftes Selbststudium und können ihre dabei gewonnenen Erkenntnisse dokumentieren.

Name: ....

Männliche Sexualität und Partnerschaft

Teilnehmermaterialien

Herzlichen Glückwunsch,

wir möchten Ihnen dazu gratulieren, dass Sie sich zur Teilnahme an der Therapiegruppe »Männliche Sexualität und Partnerschaft« entschieden haben.

Es fällt vielen Patienten schwer, sich für die Teilnahme zu entscheiden, da sie befürchten, als »Versager« in den Augen der anderen Patienten zu gelten. Aus wissenschaftlichen Untersuchungen weiß man jedoch inzwischen, dass bei etwa einem Drittel aller Männer im Laufe ihres Lebens sexuelle Probleme auftreten. Jeder zweite Bundesbürger wünscht sich zudem einmal in seinem Leben professionelle Unterstützung bei der Bewältigung von Partnerschaftsproblemen.

Sie können daher getrost davon ausgehen, dass viel mehr Menschen eigentlich auch an dieser Gruppe teilnehmen sollten, sich aber aus falschen Schamgefühlen nicht trauen, ihre Probleme anzusprechen.

Die Gruppe soll Ihnen Anregungen geben, Ihre zukünftige Sexualität lustvoll und partnerschaftliche Beziehungen zufriedenstellend zu gestalten.

Wir wünschen Ihnen für die Teilnahme viel Erfolg!

AB 1 Meine Ziele

P

Als Vorbereitung für die erste Gruppenstunde kreuzen Sie bitte die Themen an, die Sie für sich in der Gruppe bearbeiten wollen.

☐	selbstsicherer über Sexualität sprechen können
☐	Hemmungen beim Kennenlernen abbauen
☐	Zufriedenheit mit Sexualität und Partnerschaft steigern
☐	sich auf Kennenlernen, Partnerschaft und Sexualität ohne Alkohol bzw. Drogen vorbereiten
☐	Gefühle, Wünsche und Erwartungen an eine neue oder bestehende Partnerschaft und Sexualität klären
☐	mehr über weibliche Sexualität erfahren
☐	Empfängnisverhütung
☐	Erektions- und/oder Ejakulationsstörungen bewältigen
☐	Sonstiges: ....

Nun beschreiben Sie mit Unterstützung Ihres Therapeuten bzw. Ihrer Therapeutin möglichst genau, was Sie in der Gruppe lernen wollen.

....

....

....

....

Problembeschreibung

Bitte beschreiben Sie eine Situation, in der Ihr Problem beim Kennenlernen, bei der Sexualität oder in Ihrer Partnerschaft auftrat.

Folgende Fragen können Ihnen dabei helfen:
- ▶ Wann und wo war es?
- ▶ Was taten Sie vorher?
- ▶ Was passierte körperlich?
- ▶ Was dachten Sie?
- ▶ Wie fühlten Sie sich?
- ▶ Wie reagierten Sie?
- ▶ Wie reagierte Ihre Partnerin bzw. Ihr Partner?
- ▶ Was passierte danach?

....

....

....

....

....

....

....

....

....

....

....

....

....

....

....

....

Mein sexueller Wortschatz

Bitte schreiben Sie möglichst viele sinnverwandte Wörter zu folgenden Begriffen auf:

Geschlechtsverkehr:

....

....

Penis:

....

....

Brüste:

....

....

Samenerguss:

....

....

Erregung:

....

....

Onanieren:

....

....

Erigierter Penis:

....

....

Klitoris:

....

....

Sexualpartner:

....

....

Oraler Geschlechtsverkehr:

....

....

Vagina:

....

....

Hoden:

....

....

Orgasmus:

....

....

Lubrikation:

....

....

Sexualität: Was ist eigentlich normal?

P

Geschlechtsverkehr
80 Prozent aller Erwachsenen geben Häufigkeiten zwischen ein- und zehnmal pro Monat an.

Zärtlichkeiten
Besonders für Frauen sind Zärtlichkeiten sehr wichtig. Etwa 20 Prozent der Frauen wünschen sich mehr Zärtlichkeit.

Dauer des Geschlechtsverkehrs
50 Prozent der Befragten geben eine Dauer von drei bis zehn Minuten an, 15 Prozent eine kürzere und 35 Prozent eine längere Dauer.

Stellung beim Geschlechtsverkehr
Die Stellung ist eher unwichtig, am erregendsten geben Frauen und Männer oralen Verkehr an, dennoch wird dieser selten praktiziert.

Orgasmusverhalten
Eine Gleichzeitigkeit des Orgasmus tritt nur bei ca. 25 Prozent der Partner auf, bei fast zwei Drittel erreicht der Mann als erster einen Orgasmus.

Selbstbefriedigung
Mehr als 90 Prozent der Männer masturbieren, bei Frauen werden Raten von 50 bis 75 Prozent angenommen.

Es gibt ganz unterschiedliche sexuelle Probleme. Hier finden Sie einen Überblick:

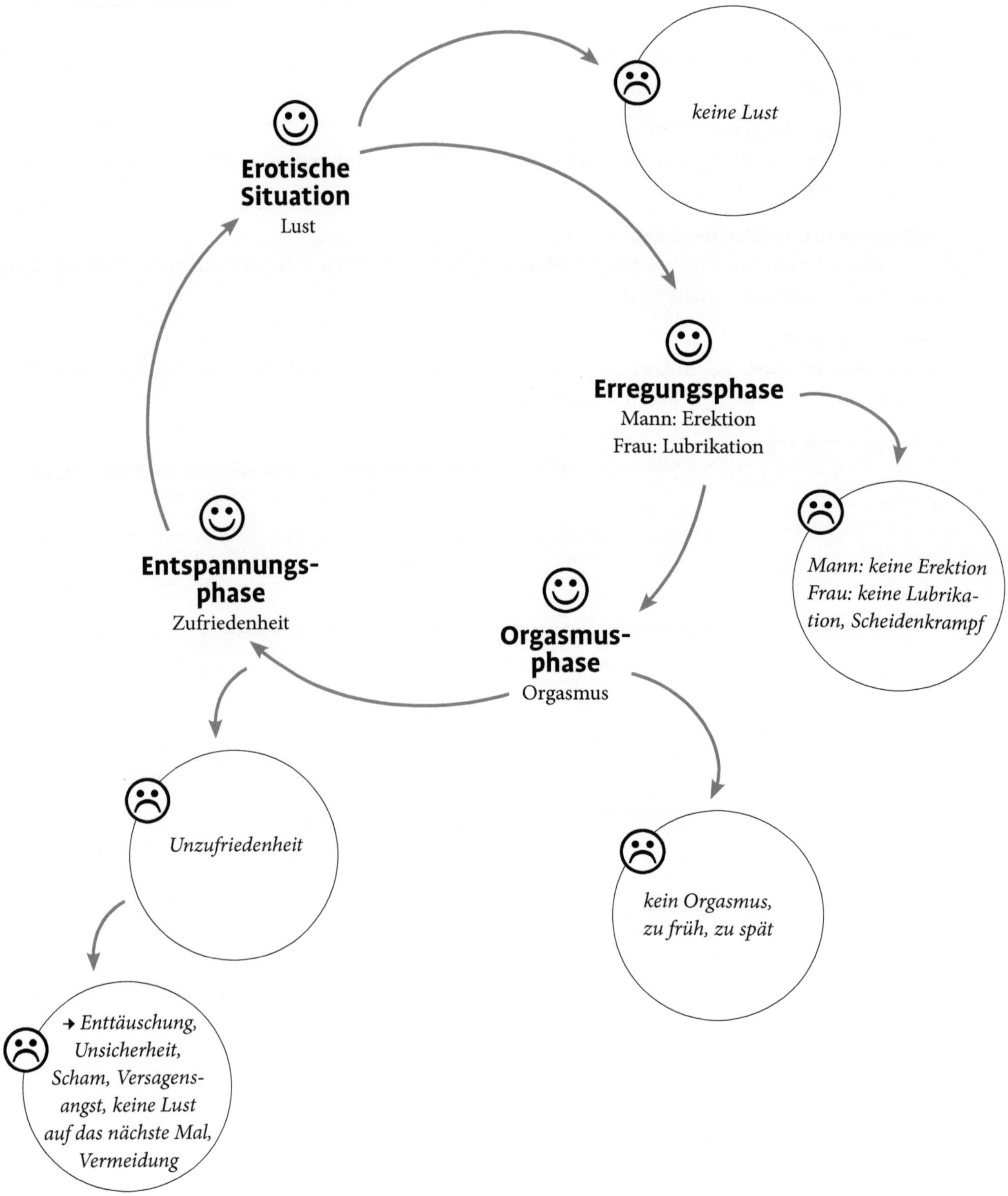

AB 4 | Mein Körper | P

Eine Voraussetzung für befriedigende Sexualität ist eine positive Einstellung zu unserem eigenen Körper. Das ist manchmal gar nicht so einfach, weil die meisten Menschen nicht über den perfekten Körperbau eines Athleten oder Models verfügen. Sie haben sich der Tatsache zu stellen, dass ihnen manche Dinge an ihrem Körper gefallen und andere Dinge nicht so gut gefallen.

Bitte beschreiben Sie jetzt, was Ihnen an Ihrem Körper gut bzw. nicht so gut gefällt.

Mir gefällt an meinem Körper gut:

....

....

....

....

....

....

....

....

....

Mir gefällt an meinem Körper nicht so gut:

....

....

....

....

....

....

....

....

....

AB 5 Spiegelübung P

Viele Menschen haben eine vorgefertigte Meinung über ihren Körper, ohne ihn intensiver wahrzunehmen. Bei der Spiegelübung geht es darum, Ihren eigenen Körper einmal bewusst wahrnehmen.

Betrachten Sie dazu bitte Ihren nackten Körper vor einem Spiegel. Nehmen Sie sich hierfür mindestens 15 Minuten Zeit und sorgen Sie dafür, dass Sie dabei vollkommen ungestört sind.

Beginnen Sie mit den Füßen, lassen Sie langsam den Blick wandern über Beine, Oberschenkel, Geschlechtsteile, Hüften, Bauch, Brust, Arme, Hände, Gesicht, usw.

Lassen Sie kein Körperteil aus. Betrachten Sie sich von verschiedenen Seiten, experimentieren Sie.

Es geht um eine möglichst genaue Registrierung dessen, was Sie sehen können. Dabei ist es wichtig, während der Betrachtung der Körperteile auch auf Ihre Gefühle und Gedanken zu achten.

Es ist nicht nötig, zu beurteilen, ob Ihnen Ihr Körper und einzelne Körperteile gut oder schlecht gefallen. Nehmen Sie einfach nur wahr, was Sie sehen.

Hier können Sie notieren, was Sie bei der Übung erlebt haben:

AB 6 Sexualität und Alkohol/Drogen

P

Sexuelle Kontakte kommen sehr häufig unter dem enthemmenden Einfluss von Alkohol oder Drogen zustande. Allerdings wirken sich Alkohol und Drogen nicht nur positiv auf unsere Sexualität aus, sondern können diesbezüglich auch erhebliche negative Auswirkungen haben.

Bitte bilanzieren Sie, welchen Einfluss Alkohol bzw. Drogen bislang auf Ihre Sexualität hatten. Denken Sie sowohl an kurzfristige als auch langfristige Wirkungen.

Positive Wirkung:

....

....

....

....

....

....

....

....

....

Negative Wirkung:

....

....

....

....

....

....

....

....

....

Positive und negative Bedingungen für Sexualität

P

Kein Mensch kann unter allen Bedingungen und zu jeder Zeit einen sexuellen Höhepunkt erleben. Unsere Sexualität wird vielmehr in starkem Maße von situativen Reizen gesteuert. Diese können bei jedem Menschen unterschiedlich sein.

Bitte schreiben Sie auf, welche positiven und negativen Bedingungen für sexuelle Lust und Erregung Sie von sich kennen (z. B. körperlich, eigene Stimmung, Ort, Partner/in, …).

Positive Bedingungen:

....

....

....

....

....

....

....

....

....

Negative Bedingungen:

....

....

....

....

....

....

....

....

....

AB 8 | Tabu-Themen | P

Für eine befriedigende Sexualität ist ein offener Austausch zwischen den Partnern erforderlich. Das ist aber nicht immer einfach.

Was fiel mir bisher besonders schwer, mit (m)einer Partnerin/(m)einem Partner bezüglich der gemeinsamen Sexualität zu besprechen?

....

....

....

....

....

....

....

....

....

....

Sexualität der Frau

Für eine erfüllte sexuelle Partnerschaft ist es hilfreich, wenn man als Mann über ein ausreichendes Verständnis bezüglich der Sexualität der Frau verfügt. Natürlich findet sich zu diesem Thema viel in einschlägigen Illustrierten oder im Internet. Oftmals werden hier aber auch Vorurteile oder Mythen verbreitet. Manches ist auch nicht verständlich dargestellt.

Notieren Sie daher für die nächste Gruppenstunde bitte alles, was Sie immer schon einmal über die Sexualität der Frau wissen wollten. Bedenken Sie hierbei: Es gibt keine dummen Fragen.

Meine Fragen zur Sexualität der Frau:

....

....

....

....

....

....

....

....

....

AB 10 **Komplimente machen** **P**

Zu einer sexuellen Partnerschaft gehört auch, der Partnerin bzw. dem Partner Komplimente bezüglich ihres/seines Aussehens oder ihrer/seiner erotischen/sexuellen Ausstrahlung zu machen. Aber nicht immer findet man als Mann dabei den richtigen Ton.

Notieren Sie daher nun in direkter Rede Komplimente, die Sie Ihrer Partnerin bzw. Ihrem Partner gerne machen würden. In der nächsten Gruppenstunde können Sie dann diskutieren, wie vermutlich die Reaktion ausfallen könnte.

Mein Kompliment	Vermutliche Reaktion meiner Partnerin bzw. meines Partners

AB 11 **Wünsche und Vorsätze** P

Sie haben mittlerweile viel über Sexualität erfahren und sich gemeinsam mit anderen intensiver mit Ihrer eigenen Sexualität auseinandergesetzt. Bitte notieren Sie vor diesem Hintergrund Ihre Wünsche und Vorsätze für die erste Zeit nach der Behandlung.

Welche Wünsche und Erwartungen habe ich an Sexualität und/oder (m)eine partnerschaftliche Beziehung nach der Behandlung?

....

....

....

....

....

Welche Verhaltensweisen möchte ich bei mir in der Sexualität und in (m)einer partnerschaftlichen Beziehung ändern?

....

....

....

....

....

In welchen Bereichen könnte ich mehr auf (m)eine Partnerin bzw. (m)einen Partner eingehen?

....

....

....

....

....

AB 12 **Empfängnisverhütung** P

Eine unbeschwerte sexuelle Partnerschaft setzt ein ausreichendes Wissen über Verhütungsmethoden voraus. Bitte teilen Sie mindestens fünf Verhütungsmethoden nach ihrer Sicherheit ein!

Fast 100-prozentige Sicherheit haben:

....

....

....

....

Sehr hohe bis hohe Sicherheit haben:

....

....

....

....

Mittlere Sicherheit haben:

....

....

....

....

Niedrige bis keine Sicherheit haben:

....

....

....

....

AB 13 **Erektionsstörungen** P

Welche körperlichen Ursachen gibt es für eine Erektionsstörung?

....

....

....

Woran kann man erkennen, dass eine Erektionsstörung keine körperliche Ursache hat?

....

....

....

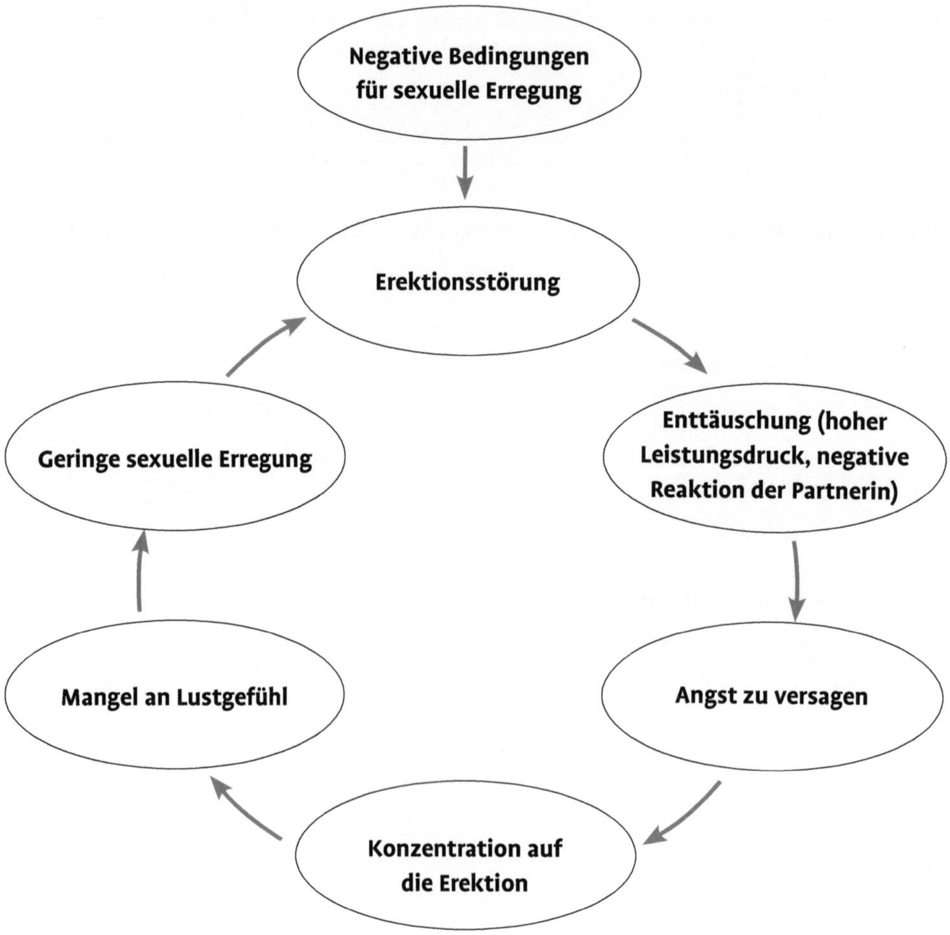

INFO 3 »Necktechniken« zur Überwindung von Erektionsstörungen

P

Ohne Partnerin bzw. Partner

(1) **»Necktechnik I«.** Masturbieren Sie allein und konzentrieren Sie sich dabei vor allem auf die Empfindungen im Penis. Wenn eine Erektion dabei zustande kommen sollte, hören Sie auf, lassen den Penis erschlaffen und beginnen dann erneut mit der Masturbation. Das Ganze sollten Sie etwa viermal wiederholen.

(2) **»Necktechnik II«.** Gehen Sie wie unter (1) vor, aber unter Verwendung von Gleitcreme oder Vaseline etc.

(3) **»Systematische Desensibilisierung in der Fantasie«.** Stellen Sie eine Hierarchie von sexuellen Situationen auf, die mit Versagensängsten bzw. unangenehmen Gefühlen verbunden waren.
Stellen Sie sich die am wenigsten unangenehme Situation möglichst konkret in Ihrer Fantasie vor und masturbieren Sie dabei. Bei ersten Anzeichen von Angst stellen Sie die Masturbation sofort ein und konzentrieren sich auf eine angenehme Vorstellung.

Mit Partnerin bzw. Partner

(1) **Stimulierung und »Necken« durch die Partnerin bzw. den Partner.** Fragen Sie Ihre Partnerin bzw. Partner, ob sie/er zur Mitwirkung bereit ist. Falls sie/er zustimmt, zeigen Sie ihr/ihm, welche Art des Streichelns, welche Grifftechnik, Rhythmus, Grifffeste sie anwenden soll. Konzentrieren Sie sich darauf, was für Empfindungen jeweils im Penis entstehen. Wenn eine Erektion dabei zustande kommen sollte, bitten Sie Ihre Partnerin bzw. Ihren Partner aufzuhören, bis Ihr Penis wieder erschlafft ist. Wiederholen Sie das Ganze viermal.

(2) **Bei voller Erektion alles Mögliche versuchen, um die Erektion zum Erschlaffen zu bringen.**

(3) **Einführen des Penis in die Scheide.** Konzentrieren Sie sich auf das Gefühl in Ihrem Penis. Ihre Partnerin und Sie sollten sich so wenig wie möglich bewegen. Verweilen Sie in der Scheide, gewöhnen Sie sich an das Gefühl. Einen Orgasmus sollten Sie nur außerhalb der Scheide haben.

(4) **Langsamer Übergang zum unbeschränkten Geschlechtsverkehr**

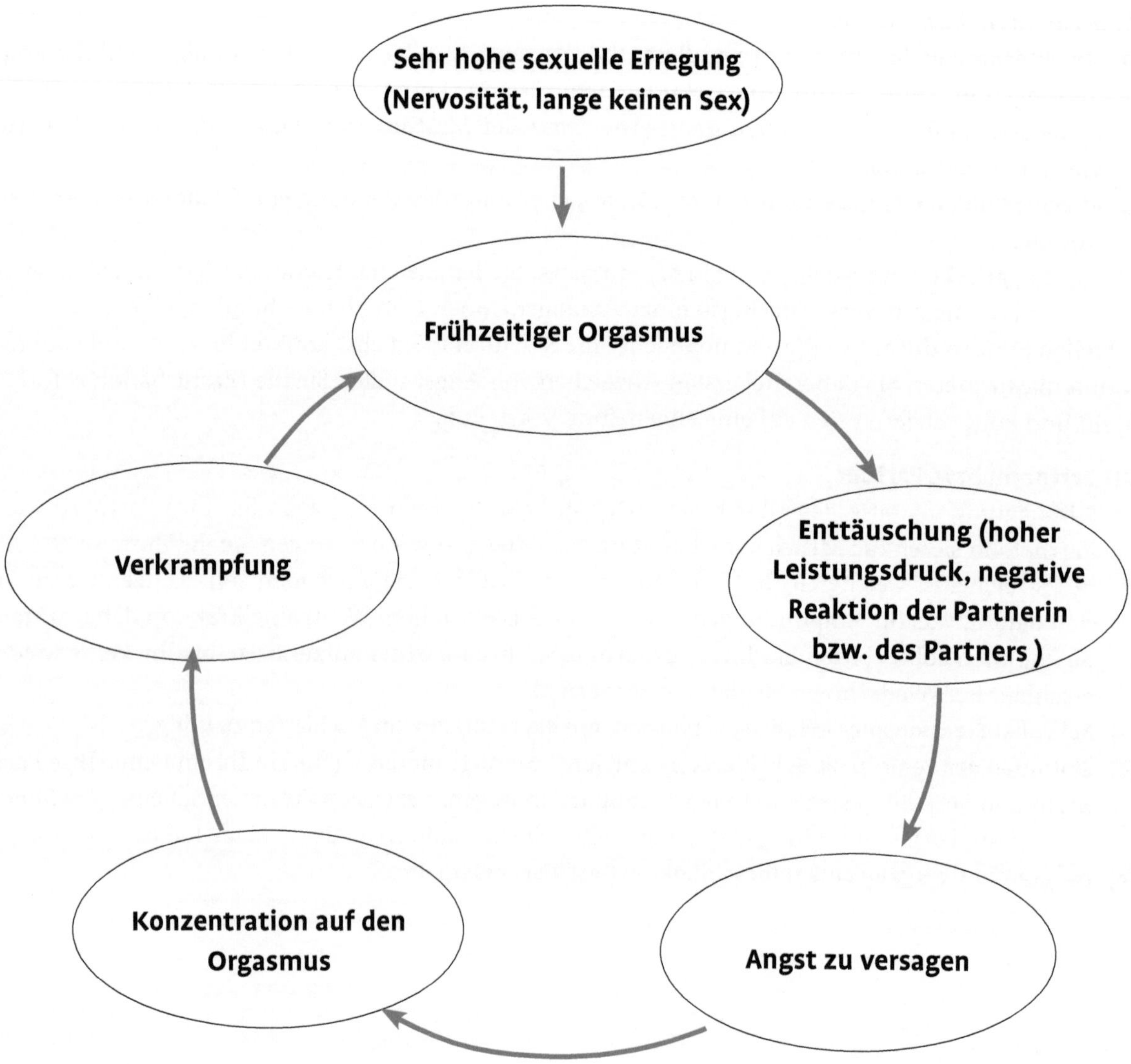
Sehr hohe sexuelle Erregung (Nervosität, lange keinen Sex)
Frühzeitiger Orgasmus
Enttäuschung (hoher Leistungsdruck, negative Reaktion der Partnerin bzw. des Partners)
Angst zu versagen
Konzentration auf den Orgasmus
Verkrampfung

INFO 5 Die Stopp-Start-Technik zur Überwindung von Ejakulationsstörungen

P

Masturbieren Sie ca. 15 Minuten lang, ohne dabei zu ejakulieren. Konzentrieren Sie sich auf Ihren Penis oder Ihr Becken, damit Sie feststellen können, wie erregt oder angespannt Sie sind. Wenn Sie merken, dass Sie die Kontrollzone erreicht haben, hören Sie mit jeglicher Stimulation auf und (1) achten Sie auf die Gefühle der Erregung oder Anspannung und (2) atmen Sie ein paar Mal tief durch. Sobald das Erregungsniveau merklich gesunken ist – was von zehn Sekunden bis zu über einer Minute dauern kann – nehmen Sie die Stimulation wieder auf.

Beim ersten Mal werden Sie wahrscheinlich oft unterbrechen müssen. Aber mit der Zeit werden Sie besser einschätzen können, wann Sie aufhören und wie lange Sie warten sollten.

Wenn Ihre Fortschritte soweit gediehen sind, dass Sie während der 15 Minuten nur ein- oder zweimal unterbrechen müssen, verwenden Sie für die Übung ein Gleitmittel.

Versuchen Sie zunehmend, durch die Veränderung der Bewegungen die Erregung zu kontrollieren. Experimentieren Sie so lange, bis es Ihnen leichtfällt, 15 Minuten ohne Unterbrechung auch mit Gleitmittel zu masturbieren.

INFO 6 **Sinnliche Massagen** P

Bitte lesen Sie sich die Anleitung vor der Übung gemeinsam mit Ihrer Partnerin oder Ihrem Partner durch und nehmen Sie sich für die Übung gut eine Stunde Zeit.

Die Streichelübung dient dazu, sich besser auf die Empfindungen und Gefühle im ganzen Körper konzentrieren zu können. Ein wesentlicher Zweck der Übung ist es, Spannungen und Irritierendes offenzulegen. Unangenehmes und Unsicherheiten können in der Therapie gut behandelt werden, wenn sie anhand der Streichelübung deutlich werden.

Um es zu erleichtern, sich auf das Streicheln zu konzentrieren, ohne dabei an sexuelle Probleme zu denken, sind die »erogenen Zonen« (Penis, Busen, Vagina) hierbei tabu. Bei dieser Übung geht es nicht um die sexuelle Erregung.

Die Übung soll unbekleidet im Bett durchgeführt werden (stellen Sie sicher, dass der Raum warm genug ist). Es sollte mindestens so hell sein, dass Sie sehen, wo Sie streicheln.

Die Übung beginnt damit, dass sich ein Partner auf den Bauch legt und sich der andere Partner daneben setzt, sodass er 10 bis 15 Minuten lang streicheln kann. Variieren Sie beim Streicheln den Druck und die Art der Streichelbewegungen. Der passive Partner soll versuchen mitzuteilen, was ihm/ihr gefällt oder nicht gefällt. Anschließend tauschen die Partner ihre Rollen. Dann legt sich der Partner, der zu Übungsbeginn zuerst aktiv war, auf den Rücken und lässt sich 10 bis 15 Minuten streicheln. Zuletzt werden die Rollen noch einmal getauscht. Die Übung hat also vier Teile.

Notieren Sie bitte sofort nach der Übung Ihre Gefühle und Gedanken (auch wenn Sie der Ansicht sind, dass Sie sich an Ihre Eindrücke erinnern werden). Entsprechend der Übung sollten Ihre Notizen in vier Teile untergliedert sein (aktiv/passiv; Rücken/Bauch). Bitte notieren Sie dabei auch Ihre Gedanken über die Empfindungen Ihrer Partnerin bzw. Ihres Partners während der Übung.

Sprechen Sie während und nach der Übung über Ihre Empfindungen, wie es Ihnen angenehm und möglich ist. Bitte bringen Sie Ihre Notizen in die Therapie mit.

AB 14

Erste (sexuelle) Kontakte nach dem Ende der stationären Behandlung

P

In den ersten Wochen nach der Entlassung beachte ich (im sexuellen Bereich) Folgendes:

(1) ....

....

(2) ....

....

(3) ....

....

(4) ....

....

(5) ....

....

Mit meiner Partnerin bzw. meinem Partner bespreche ich Folgendes:

(1) ....

....

(2) ....

....

(3) ....

....

(4) ....

....

(5) ....

....

Hier finden Sie weitere Informationen über männliche Sexualität und Partnerschaft.

- Ecker, Diana (2005). Sexualität und Partnerschaft im Lebenszyklus. München: Kösel.
- Fliegel, S., & Veith, A. (2010). Was jeder Mann über Sexualität und sexuelle Probleme wissen will. Göttingen: Hogrefe.
- Lazarus, Arnold (2000). Fallstricke der Liebe. 24 Irrtümer über das Leben zu zweit. München: dtv.
- Riek, S.M., & Salm, R. (2016). Lustvoll Mann sein (2. Aufl.). Bielefeld: Kamphausen Media GmbH.
- Schnarch, David (2020). Die Psychologie sexueller Leidenschaft. Stuttgart: Klett-Cotta.

Wählen Sie eins der genannten Bücher aus und machen Sie sich einen Zeitplan für die Lektüre. Bewerten Sie abschließend den Nutzen der Lektüre für Sie.

Mein Leseplan

Beginn: .... Ende: ....

Wichtige Erkenntnisse:

....

....

....

....

....

....

....

....

....

....

....

8 Nachsorge

Hintergrund

Die zunehmende Verkürzung vor allem von stationären Behandlungsmaßnahmen macht immer häufiger eine Unterstützung der Betroffenen beim Übergang in den Alltag in Form einer sogenannten Nachsorgegruppe erforderlich – denn ca. 60 Prozent aller Rückfälle ereignen sich bereits innerhalb der ersten drei Monate unmittelbar im Anschluss an eine Behandlung. Entsprechend bieten die Krankenkassen sowie die Träger von Rehabilitationsmaßnahmen mittlerweile verschiedene Nachsorgeangebote (z. B. Curriculum Hannover, PSYRENA) an. Diese sollen den Betroffenen nicht nur bei der Stabilisierung ihrer symptombezogenen Behandlungsfortschritte helfen, sondern darüber hinaus gezielte Unterstützung bei der (Wieder-)Teilhabe am Arbeitsleben und bei der allgemeinen Alltagsbewältigung bieten.

Indikation

Patientinnen aller Störungsbereiche, bei denen im Anschluss an eine psychotherapeutische Behandlung ein besonderer Unterstützungsbedarf bei der Umsetzung im Alltag gesehen wird. Um das gegenseitige Verständnis der Patientinnen untereinander zu erleichtern, kann es sinnvoll sein, das Diagnosespektrum der Patientinnen einzuschränken, z. B. in Form einer jeweils spezifischen Nachsorgegruppe für Suchtpatientinnen, Essstörungspatientinnen oder Schmerzpatientinnen.

Inhaltliche Schwerpunkte

- Stärkung der symptombezogenen Selbstmanagementfähigkeiten
- allgemeine Verbesserung der Stressbewältigungs- und Konfliktlösefähigkeit
- gezielte Unterstützung bei der Rückkehr an den Arbeitsplatz bzw. der Arbeitssuche
- kurzfristige Bewältigung von Krisensituationen und Rückfällen

Benötigte Materialien

Keine

Empfohlene Durchführungsvariante

Alle Varianten sind gleichermaßen möglich.

Ein Einstig von neuen Teilnehmerinnen ist jederzeit ohne Probleme möglich. Mit Ausnahme der ersten drei Arbeitsblätter, die jede Teilnehmerin zu Beginn der Nachsorgegruppe ausfüllen sollte, ist eine bestimmte Reihenfolge der Inhalte nicht erforderlich.

Therapeutische Tipps

- Nachsorge ist keine Fortführung einer psychotherapeutischen Behandlung. Im Zentrum stehen vielmehr die Förderung der Teilhabe am Arbeitsleben und die Alltagsbewältigung.
- Grundlegend für die Nachsorgegruppe ist eine konstruktive Auseinandersetzung mit der Realität. Wichtig ist, dass die Therapeutin den Teilnehmerinnen bei der Unterscheidung von Tatsachen (die es zu akzeptieren gilt) und Problemen (die es zu lösen gilt) hilft.
- Rückfälle haben immer Vorrang, da sie die Glaubwürdigkeit der Gruppenteilnahme infrage stellen und die bisher erreichten Veränderungsfortschritte zu unterminieren drohen. Insofern ist zu Beginn jeder Gruppensitzung durch die Therapeutin nach Rückfällen oder Beinaherückfällen zu fragen.

Arbeitsmaterial

AB 1 Wer bin ich?

Das Arbeitsblatt dient der Vorbereitung auf die erste Gruppenstunde durch Beschreibung der aktuellen Lebenssituation, der eigenen Stärken und der angestrebten Ziele für die Nachsorge.

AB 2 Bestandsaufnahme
Das Arbeitsblatt ermöglicht eine kritische Bestandsaufnahme: Was wurde in der Behandlung bislang erreicht und was bleibt in der Nachsorge zu tun?

INFO 1 1-Jahres-Plan – Anleitung
Das Arbeitsblatt erläutert die konkrete Nutzung des 1-Jahres-Plans (AB 3 »1-Jahres-Plan«).

AB 3 1-Jahres-Plan
In diesem Arbeitsblatt können die Teilnehmerinnen all ihre Vorhaben mit geplantem Zeitpunkt für das nächste Jahr eintragen, um deren Erledigung dann dort jeweils abzuhaken.

AB 4 Ein(e) Verbündete(r) an meiner Seite
Mithilfe des Arbeitsblattes können die Teilnehmerinnen eine geeignete Person auswählen, die ihnen bei Krisen und Rückschlägen wirksam zur Seite stehen kann.

AB 5 Die Stressampel
Das Arbeitsblatt dient dem frühzeitigen Erkennen von Stresssituationen nach einem Ampel-Modell, um möglichst frühzeitig gegensteuern zu können.

AB 6 Anti-Stress-Strategien
Auf diesem Arbeitsblatt findet sich eine Liste von möglichen Stressbewältigungsstrategien, von denen die Teilnehmerinnen angeben, welche sie für sich als geeignet halten.

AB 7 Mein Anti-Stress-Plan
Mithilfe dieses Arbeitsblatts erarbeiten sich die Teilnehmerinnen konkrete Strategien zur künftigen Stressbewältigung.

AB 8 Eine Stresssituation
Das Arbeitsblatt dient der gezielten Vorbereitung auf eine von den Teilnehmerinnen gewählte, persönlich relevante Stresssituation, in denen sie sich künftig anders verhalten wollen als bisher.

AB 9 Eine Konfliktsituation
Das Arbeitsblatt dient der gezielten Vorbereitung auf eine von den Teilnehmerinnen gewählte, persönlich relevante Konfliktsituation, in denen sie sich künftig anders verhalten wollen als bisher.

AB 10 Mein Arbeitsverhalten
Das Arbeitsblatt bietet den Teilnehmerinnen die Möglichkeit des Vergleichs der Selbst- bzw. Fremdeinschätzung hinsichtlich ihres Arbeitsverhaltens.

AB 11 Was habe ich beruflich zu bieten?
Das Arbeitsblatt dient der gezielten Vorbereitung auf Bewerbungsgespräche, indem die Teilnehmerinnen bewusst all ihre Qualitäten und Vorzüge auflisten.

AB 12 Wie flexibel bin ich?
Das Arbeitsblatt dient dazu, in Ruhe zu reflektieren, welche Kompromisse die Teilnehmerinnen bei der Stellensuche zwischen eigenen Ansprüchen und der angebotenen Wirklichkeit einzugehen bereit sind.

AB 13 Rückfallanalyse
Mithilfe des Arbeitsblattes lassen sich Rückfälle bzw. Rückschläge analysieren, um daraus Konsequenzen für die Zukunft zu ziehen.

AB 14 Gruppenregeln zum Umgang mit Rückfällen
Zunächst werden auf diesem Arbeitsblatt hilfreiche Regeln zum Umgang mit Rückfällen in der Gruppensitzung benannt. Anschließend werden die Teilnehmerinnen aufgefordert, darüber nachzudenken, was sie persönlich aus dem Rückfall eines Gruppenmitglieds lernen konnten.

Name: ....

Nachsorge

Teilnehmermaterialien

Herzlich willkommen zur Nachsorgegruppe!

Im Anschluss an eine Behandlung ist es meist gar nicht so leicht, die erzielten Therapieerfolge im Alltag beizubehalten bzw. umzusetzen. Trotz guter Vorsätze kann es zu Rückfällen oder Rückschlägen kommen:

- Persönliche Veränderungen können plötzlich auf unerwarteten Widerstand innerhalb Ihres persönlichen Umfelds stoßen.
- Bei der Rückkehr an den Arbeitsplatz können plötzlich neue Belastungen oder Konflikte auf Sie zukommen.
- Die Arbeitsplatzsuche erfordert heute viel mehr Eigeninitiative, Flexibilität und Durchhaltevermögen als früher.

Diese Gruppe soll Sie darin unterstützen,

- Ihre bereits erreichte psychische Stabilisierung beizubehalten,
- einen Notfallplan für den Fall eines Rückfalls zu erstellen,
- einen angemessenen Umgang in Stress-, Konflikt- und Belastungssituationen aufrechtzuerhalten bzw. zu erlernen,
- eine konstruktive Balance zwischen den Anforderungen des Arbeitsplatzes und der Beachtung eigener Grenzen zu erlangen,
- trotz Schwierigkeiten bei der Arbeitssuche »am Ball zu bleiben«.

Die Teilnehmermaterialien helfen Ihnen dabei, die Gruppeninhalte hinsichtlich Ihrer persönlichen Situation zu vertiefen. Dabei werden die Schwerpunkte natürlich etwas verschieden sein, je nachdem, ob Sie nicht erwerbstätig, arbeitsuchend oder berufstätig sind. Nicht alle Materialien werden daher auf Sie selbst zutreffen. Ihr Behandler bzw. Ihre Behandlerin wird Ihnen zeigen, welche Arbeitsblätter für Sie geeignet sind.

Wir wünschen Ihnen bei der Nachsorge viel Erfolg!

AB 1 **Wer bin ich?** P

Bitte machen Sie sich als Vorbereitung für die erste Gruppenstunde Notizen, wie Sie sich den anderen Teilnehmern vorstellen möchten.

Anregungen für eine Vorstellung
Name, aktuelle Lebenssituation, eigene Stärken, mit welcher Problematik möchte ich mich in der ambulanten Nachsorge befassen, welche Ziele habe ich?

Meine Vorstellung:

AB 2 Bestandsaufnahme P

Wir möchten Sie dazu einladen, eine Bestandsaufnahme Ihres aktuellen Stands hinsichtlich der Bewältigung Ihrer psychischen Beschwerden vorzunehmen.

Welche Problematik wurde bei Ihnen behandelt? (Beschreiben Sie dies so ausführlich wie Sie möchten.)
Wie geht es Ihnen heute in Bezug auf (a) Ihre Stimmung? (b) Ihr körperliches Wohlbefinden? (c) Ihre aktuelle Lebenssituation? (d) Ihre Zukunftsaussichten?
Was haben Sie aus Ihrer Behandlung mitgenommen bzw. gelernt? Was hat Ihnen gutgetan?
Gab es Dinge/Rückmeldungen, mit denen Sie in Ihrer Behandlung nicht einverstanden waren? Weshalb?
Wie gehen Angehörige/Freunde mit Ihren bislang erzielten Veränderungen um?
Welche Ziele möchten Sie weiterverfolgen?

INFO 1 1-Jahres-Plan – Anleitung

P

Der Erfolg Ihrer Behandlung hängt wesentlich davon ab, wie Sie das erste Jahr im Anschluss gestalten. Hierbei kommt es besonders auf eine gute Planung und eine systematische Selbstbeobachtung bei der Umsetzung an. Sie sollen nun Ihr eigener Therapeut werden. Falls Sie bereits einen 1-Jahres-Plan in Ihrer Behandlung aufgestellt haben, so sollten Sie diesen im Verlauf der Nachsorge weiterführen. Falls nicht, stellen Sie bitte nun einen 1-Jahres-Plan auf.

Gehen Sie bitte wie folgt vor:

Planung

- Als erstes tragen Sie in der ersten Zeile die Monate beginnend vom Ende Ihrer Behandlung ein und markieren den letzten Tag Ihrer Behandlung.
- Tragen Sie den Termin für das nächste Ehemaligentreffen in der Klinik ein.
- Tragen Sie alle Termine Ihrer Selbsthilfegruppe ein. (Falls Sie noch keine Selbsthilfegruppe haben, ist dies eine gute Gelegenheit, sich entsprechend zu informieren.)
- Tragen Sie alle Termine der Nachsorgegruppe ein.
- Markieren Sie alle Tage, an denen voraussichtlich ein besonders großes Rückfallrisiko besteht (z. B. Silvester, bestimmte Geburtstage oder Jahrestage).
- Notieren Sie alle Aufgaben und Ziele, die Sie bis zu einem bestimmten Zeitpunkt erledigen wollen.

Erfolgsmessung

- Wählen Sie zu Hause einen Platz, an dem Sie Ihren Plan gut sichtbar aufhängen können.
- Haken Sie jede Aufgabe, die Sie erledigt haben, und jeden Termin, den Sie wahrgenommen haben, mit einem ✓ ab.
- Streichen Sie außerdem jeden Tag mit einem × durch, an dem Sie symptomfrei bzw. abstinent geblieben sind.
- Innerhalb des ersten Jahres besteht das größte Rückfallrisiko innerhalb der ersten drei Monate, weswegen wir diesen Zeitraum grau unterlegt haben.

1-Jahres-Plan

P

Entlassdatum
Termine ambulante Nachsorge
Jahrestreffen
Risikotage
Selbsthilfegruppentermine
Aufgaben/Ziele

	1.	2.	3.	4.	5.	6.	7.	8.	9.	10.	11.	12.	13.	14.	15.	16.	17.	18.	19.	20.	21.	22.	23.	24.	25.	26.	27.	28.	29.	30.	31.	
	1.	2.	3.	4.	5.	6.	7.	8.	9.	10.	11.	12.	13.	14.	15.	16.	17.	18.	19.	20.	21.	22.	23.	24.	25.	26.	27.	28.	29.	30.	31.	

Ein(e) »Verbündete(r)« an meiner Seite

P

Ein Rückfall bzw. eine Krise ist für jeden Menschen ein Erlebnis, das Angst macht. Es tauchen Zweifel auf in Bezug auf die vorher als »erfolgreich« erlebte Behandlung. Viele haben außerdem die Sorge, dass nun »wieder alles von vorn anfängt«. Es hat sich gezeigt, dass Rückfälle auch nach einer erfolgreichen Behandlung dazugehören können. Wichtig ist es, einen Rückfall zu begrenzen und wieder aus ihm herauszufinden. Dies gelingt leichter, wenn wir andere Personen um Hilfe bitten.

Zunächst soll es darum gehen, sich in Ruhe Gedanken darüber zu machen, von wem Sie sich Hilfe holen können. Um den besten Anwärter für die Rolle des Verbündeten zu ermitteln, tragen Sie bitte den Namen des Kandidaten ein und arbeiten dann das Arbeitsblatt durch.

Name: ....

Unterstützung bei Beratung

Weiß von meiner Alkoholabhängigkeit	nichts	1	2	3	4	5	6	alles
Unterstützt meine Veränderungsvorhaben	gar nicht	1	2	3	4	5	6	vollkommen

Unterstützung für mich

Hört zu	nie	1	2	3	4	5	6	immer
Macht Vorwürfe	nie	1	2	3	4	5	6	immer
Hilft	nie	1	2	3	4	5	6	immer
Zeigt Respekt	nie	1	2	3	4	5	6	immer
Versteht mich	nie	1	2	3	4	5	6	immer
Ist ehrlich zu mir	nie	1	2	3	4	5	6	immer

Zeitliche Verfügbarkeit

Ist telefonisch erreichbar	nie	1	2	3	4	5	6	immer
Ist persönlich erreichbar	nie	1	2	3	4	5	6	immer

Mein(e) Verbündete(r)

Name:

Telefon:

Manchmal ist Ihr Verbündeter nicht erreichbar. Schreiben Sie **2 bis 3 weitere Personen** auf, an die Sie sich im Falle einer Krise wenden können.

Name:	Name:	Name:
Telefon:	Telefon:	Telefon:

Die Stressampel

Im Folgenden soll es darum gehen, neue Möglichkeiten zu finden, mit Stress umzugehen.

Eine wichtige Strategie ist es zu lernen, Stress frühzeitig wahrzunehmen. Zu diesem Zeitpunkt ist es noch relativ einfach, sich wieder zu beruhigen und Abstand zu gewinnen. Viele Menschen reagieren erst auf Stress, wenn »Land unter« ist. Dann brauchen sie alle Energie, um sich »über Wasser zu halten«.

Tragen Sie in der Stressampel ein, woran Sie bei sich erkennen können, auf welcher Stressstufe Sie sich befinden. Denken Sie dabei z. B. an körperliche Empfindungen (Kopfschmerz, Magendrücken, verspannte Kiefernmuskeln, …), Verhaltensweisen (Fußwippen, mehrere Dinge auf einmal machen, Essenspause auslassen, …) oder Gedanken (»Das schaff ich nie«, »Ich will hier weg«, …).

(1) **Rot:** überfordert, gereizt

(2) **Gelb:** leicht hektisch, unruhig

(3) **Grün:** entspannt

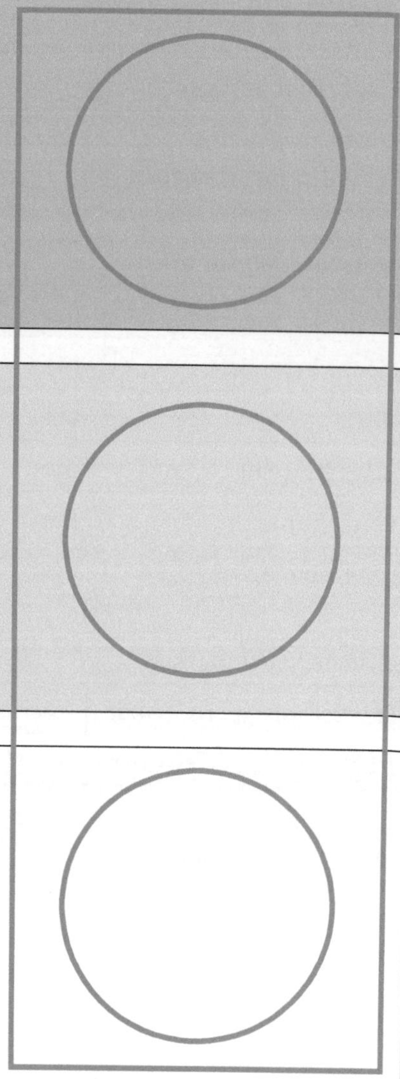

Anti-Stress-Strategien

P

Es gibt sehr viele unterschiedliche Strategien, mit Stress umzugehen. Hier finden Sie einige Anregungen. Falls eine Strategie darunter ist, die für Sie hilfreich sein könnte, dann unterstreichen Sie diese.

Kurzfristige Strategien	Langfristige Strategien
▶ positive Selbstgespräche (»Eins nach dem anderen«, »Du schaffst das, du bist gut vorbereitet«)	▶ sich am Anfang der Woche / des Tages überlegen, was zu tun ist, und eine Liste oder einen Zeitplan machen
▶ Prioritätenliste (Was muss ich zuerst machen, was kann warten?)	▶ regelmäßige Arbeits-, Entspannungs- und Schlafzeiten
▶ Aufgaben an andere verteilen	▶ 1- bis 2-mal wöchentlich etwas Schönes unternehmen
▶ Achtsamkeitsübungen: bewusst Wind im Gesicht wahrnehmen	▶ sich regelmäßig mit Freunden treffen
▶ Rätsel lösen	▶ bewusst Aktivitäten einplanen, bei denen man erfolgreich ist (z. B. Hobbys)
▶ schöne Musik hören	▶ Aufgaben abgeben
▶ Kaffee-/Teepause	▶ eigene Belastungsgrenzen ansprechen
▶ Mit Bekannten/Freunden/Kollegen treffen	▶ regelmäßige Bewegung
▶ Spaziergang	▶ Kaffee- und Alkoholkonsum reduzieren
▶ Entspannungstraining	▶ regelmäßige Mahlzeiten
▶ Zeitung lesen	▶ mit anderen über Probleme sprechen, Lösungsideen sammeln
▶ sich zehn Minuten in die Sonne setzen	▶ jemanden um Hilfe bitten
▶ Sport	▶ am Wochenende gemeinsam etwas unternehmen
▶ mit Haustieren spielen	▶ einmal täglich Entspannungstraining machen
▶ lachen	▶ Tagebuch führen
▶ brüllen	▶ Zeit mit Partner bzw. Partnerin verbringen

AB 7 **Mein Anti-Stress-Plan** P

Überlegen Sie, welche **kurzfristigen** Strategien für Sie persönlich hilfreich im Umgang mit Stress sind.

Phase gelb
Phase rot

Welche Strategien könnten Ihnen **langfristig** helfen, Stress vorzubeugen?

Meine langfristigen Strategien
Wie kann ich diese umsetzen?

AB 8 Eine Stresssituation

P

Hier haben Sie die Gelegenheit, mit der Hilfe der Gruppe eine Stresssituation herauszugreifen, in der Sie sich gerne anders verhalten möchten. Bitte schätzen Sie zunächst ein, wie schwierig diese Situation für Sie ist.

Schwierigkeitsgrad:	1	2	3	4	5	6
	minimal					maximal

- ▶ vor Durchführung der Situation Einschätzung durch Kreis O kennzeichnen
- ▶ nach Durchführung der Situation Einschätzung durch Kreuz × kennzeichnen

Wo und **wann** entsteht die Situation?
Wer ist beteiligt?
Welche **Stresssymptome** treten bei mir auf?
Mein **Lösungsversuch**?
Auf **welches Verhalten** muss ich bei mir besonders achten?

AB 9 **Eine Konfliktsituation** P

Hier haben Sie die Gelegenheit, mit der Hilfe der Gruppe eine Konfliktsituation herauszugreifen, in der Sie sich gerne anders verhalten möchten. Bitte schätzen Sie zunächst ein, wie schwierig diese Situation für Sie ist.

Schwierigkeitsgrad:	1	2	3	4	5	6
	minimal					maximal

- ▶ Vor Durchführung der Situation Einschätzung durch Kreis O kennzeichnen.
- ▶ Nach Durchführung der Situation Einschätzung durch Kreuz × kennzeichnen.

Wo und **wann** kommt es zum Konflikt? Worum geht es dabei?
Wer ist beteiligt?
Wie verhalte ich mich?
Wie verhält sich mein Gegenüber?
Welches neue Verhalten möchte ich ausprobieren?
Auf **welches Verhalten** muss ich **bei mir besonders achten**?

Mein Arbeitsverhalten

P

Wir unterstellen einmal, dass jeder bei seiner Arbeit sein Bestes geben will. Trotzdem unterscheiden sich die Menschen erheblich in ihrem Arbeitsverhalten und in der Zusammenarbeit mit ihren Kollegen und Kolleginnen.

Wir möchten Ihnen daher jetzt Gelegenheit geben, systematisch Ihre eigenen Stärken und Schwächen bezüglich Ihres Arbeitsverhaltens zu analysieren. Im zweiten Schritt bitten Sie jemanden Außenstehendes um seine bzw. ihre Einschätzung.

Meine Stärken

Selbsteinschätzung	Fremdeinschätzung

Meine Schwächen

Selbsteinschätzung	Fremdeinschätzung

Was habe ich beruflich zu bieten?

P

Überlegen Sie, wodurch Sie sich vom Durchschnitt der anderen Menschen in Ihrem Umfeld abheben.

Weiche Qualitäten

Wählen Sie maximal fünf Stärken aus, die Sie einbringen können.

Persönliche Stärken	Beispiel/Erläuterung

Harte Qualitäten

Notieren Sie alle fachlichen Kenntnisse und Erfahrungen.

....

....

....

....

Weitere Besonderheiten

Notieren Sie alle weiteren Vorzüge, die Ihnen über sich einfallen (z. B. Führerscheine, Fremdsprachen, PC-Kenntnisse, Bereitschaft zu Schicht- bzw. Wochenendarbeit).

....

....

....

....

Üben Sie bitte vor dem Spiegel: Sprechen Sie laut über Ihre Vorteile.

AB 12 **Wie flexibel bin ich?** P

Natürlich wünschen wir Ihnen, dass Sie eine Arbeitsstelle finden, die Ihren Idealvorstellungen vollkommen entspricht. Aber das ist sehr häufig leider nicht der Fall. Vielmehr steht man heute oftmals vor der Frage, ob man eine Arbeit annehmen soll, auch wenn diese erheblich unter den eigenen Wünschen liegt. Zwar sollte sich niemand ausbeuten lassen, aber es gilt zwei Gesichtspunkte zu bedenken:

- Das Arbeitslosengeld kann gestrichen/verringert werden, wenn man eine zumutbare Arbeit ablehnt.
- Vielleicht ist *jede* Arbeit aufgrund ihrer Tagesstrukturierung gerade für die erste Zeit nach einer Behandlung besser als *keine* Arbeit.

Überlegen Sie daher in Ruhe, wie weit Sie sich bei der Arbeitssuche von Ihrer Idealvorstellung entfernen wollen und welche Härten Sie bereit sind, in Kauf zu nehmen. Stellen Sie Ihre Überlegungen anschließend in der Gruppe vor.

Art der Beschäftigung
Arbeitszeiten
Entfernung zum Arbeitsplatz
Vertragsdauer
Gehalt

AB 13 **Rückfallanalyse** P

Aus einem Rückfall kann man lernen, aber nur wenn man sich traut, darüber zu sprechen. Wir wollen Ihnen die Möglichkeit geben, einen Rückfall gemeinsam mit Ihrer Gruppe zu besprechen und aufzuarbeiten. Rückfälle und Krisen haben immer Vorrang!

Was ist passiert?
Gab es äußere Umstände, die mich geärgert, geängstigt, deprimiert etc. haben?
Habe ich Strategien angewendet, um den Rückfall zu stoppen? Falls ja, welche:
Welche Strategien haben geholfen? Falls ja, wie lange?
Gab es Strategien, die nicht hilfreich oder sogar schädlich waren?
Hätte ich eine andere Strategie / andere Strategien gebraucht? Welche?

Gruppenregeln zum Umgang mit Rückfällen

P

(1) Rückfälle und Krisen haben immer Vorrang!

(2) Derjenige, der einen Rückfall hatte, ist die wichtigste Person.

(3) Bevor Sie einen Rückfall bewerten, hören Sie gut zu, was passiert ist.

(4) Haben Sie alles verstanden? Falls nicht: Fragen Sie nach.

(5) Die rückfällige Person darf auch Grenzen setzen und sagen, wenn ihr etwas zu viel ist.

(6) Es geht darum, aus einem Rückfall zu lernen: d. h. keine Vorwürfe, keine Ratschläge, sondern darauf achten lernen, an welcher Stelle die Person in **Zukunft** etwas anders machen kann.

Manchmal kann man etwas für sich selbst aus dem Rückfall von anderen Personen lernen.

Was konnte ich aus dem Rückfall von Gruppenmitgliedern für mich lernen?

....

....

....

....

....

....

....

....

....

....

....

....

9 Partnerseminar

Hintergrund

Die Erfolgsaussichten einer psychotherapeutischen Behandlung sind deutlich erhöht, wenn es gelingt, den Partner des Patienten in die Behandlungsbemühungen einzubeziehen. Zwei inhaltliche Schwerpunkte haben sich dabei als besonders wichtig erwiesen:
(1) gemeinsame Rückfallprävention
(2) (Wieder-)Erkennen bzw. Steigerung des positiven Potenzials der Partnerbeziehung

Aufgrund der begrenzten Ressourcen findet die Einbeziehung des Partners in vielen Therapieeinrichtungen in Form von ein bis zwei mehrstündigen sogenannten »Partnerseminaren« mit mehreren Paaren gemeinsam statt.

Indikation

Paare, bei denen sich einer der Partner in stationärer oder ambulanter psychotherapeutischer Behandlung befindet. Das Verständnis der Teilnehmer untereinander wird erleichtert, wenn die Störung der Patienten homogen ist (d. h. Partnerseminar bei Alkoholabhängigen, Partnerseminar bei depressiven Patienten). Die Materialien können auch bei einer Einzelpaarbehandlung eingesetzt werden.

Inhaltliche Schwerpunkte

- (Wieder-)Entdecken des positiven Potenzials der Beziehung durch eine Erhöhung des bedingungslosen Austauschs von positiven Verhaltensweisens zwischen den Partnern und die Lenkung der gegenseitigen Aufmerksamkeit der Partner hierauf (sog. Reziprozitätstraining)
- Aufbau von konstruktiver Kommunikation zwischen den Partnern durch das Einüben des sogenannten kontrollierten Dialogs
- Erarbeitung von inhaltlichen Schwerpunkten für den nächsten Seminartermin
- Erarbeitung von gemeinsamen Strategien zur Rückfallprävention

Benötigte Materialien

Keine

Empfohlene Durchführungsvariante

Mindestens zwei Seminartermine, zwischen denen die Paare Gelegenheit haben, die Therapieinhalte in ihrem Beziehungsalltag zu erproben. Die Teilnehmermaterialien werden am Ende des ersten Seminars ausgegeben und dienen der Protokollierung der zwischenzeitlichen Erfahrungen und der persönlichen Vorbereitung des zweiten Seminars.

Therapeutische Tipps

- Als Therapeut sollte man möglichst wenig Einfluss auf die inhaltlichen Lösungen zwischen den Partnern nehmen. Die Aufgabe des Therapeuten besteht vielmehr in erster Linie darin, die Partner bei der Optimierung ihrer Kommunikationsweise miteinander zu unterstützen, damit sie selbst einen gemeinsamen Lösungsweg finden können.
- Das Hauptziel der Sitzungen liegt weniger darauf, dass die Partner möglichst rasch einen befriedigenden Kompromiss finden, sondern dass ihr Verständnis für das Anliegen ihres Partners gefördert wird.
- Einwänden der Beteiligten, dass Veränderungsversuche doch künstlich seien, sollte der Therapeut verständnisvoll begegnen: Jede Veränderung wird zunächst als künstlich erlebt und kann erst auf die Dauer natürlich bzw. alltäglich werden.

- Innerhalb der Sitzungen ist verletzendes, aggressives oder bedrohliches Verhalten zwischen den Partnern durch den Therapeuten unmittelbar zu unterbinden: »Bitte, Herr/Frau X, dieses Verhalten kann ich nicht akzeptieren. Bitte sprechen Sie in einem ruhigen Ton und ohne Drohung weiter.«

Therapiemanuale

- Bodenmann, G. (2012). Verhaltenstherapie mit Paaren. Bern: Huber.
- Dattilio, F. (2013). Kognitive Verhaltenstherapie mit Paaren und Familien. Weinheim: Beltz.
- Hahlweg, K. & Baucom, D.H. (2008). Partnerschaft und psychische Störung. Fortschritte der Psychotherapie (Band 34). Göttingen: Hogrefe.
- Lindenmeyer, J. (2003). Die Einbeziehung von Angehörigen in die stationäre Rehabilitation von Suchtkranken. Praxis Klinische Verhaltensmedizin und Rehabilitation, 62, 183–89.
- Schindler, L., Hahlweg, K. & Revenstorf, D. (2020). Partnerschaftsprobleme. Diagnose und Therapie. Therapiemanual. Berlin: Springer.

Arbeitsmaterial

AB 1 Belohnungstagebuch »Ich verwöhne meinen Partner«

Die Partnerschaftsqualität wird entscheidend durch die Rate gegenseitiger positiver Aktivitäten zwischen den Partnern bestimmt. Das Arbeitsblatt enthält eine Liste von möglichen positiven Aktivitäten, aus denen die Teilnehmer sich diejenigen auswählen, die sie in nächster Zeit gegenüber ihrem Partner zeigen wollen.

AB 2 Belohnungstagebuch »Den Partner erwischen, wie er mir etwas Gutes tut«

Um die Aufmerksamkeit der Partner wieder mehr darauf zu richten, was sie Positives aneinander haben, notieren die Teilnehmer in diesem Arbeitsblatt jede positive Aktivität, die ihr Partner ihnen gegenüber zeigt.

AB 3 Unsere Partnerschaft

Das Arbeitsblatt bietet einen Überblick über mögliche Konfliktfelder in einer Partnerschaft. Die Teilnehmer kreuzen als Vorbereitung für das nächste Partnerseminar jeweils an, welche aus ihrer Sicht auf ihre Beziehung zutreffen.

AB 4 Meine Risikoeinschätzung

Hier geben beide Partner für sich an, welche Situationen sie als gefährlich für einen Rückfall bzw. Rückschlag halten, und wie sie glauben, dass dies ihr Partner sieht. Das Arbeitsblatt orientiert sich hierbei an den acht Rückfallrisikobereichen nach Marlatt und Gordon (1985).

AB 5 Risikoentscheidung

Mithilfe dieses Arbeitsblatts bereiten die Partner jeweils für sich ein Gespräch über ihren Umgang mit Rückfallrisikosituationen vor: Welche Situationen möchten sie nach Möglichkeit vermeiden, welche werden sie dagegen gemeinsam durchstehen müssen?

AB 6 Notfallplan

In diesem Arbeitsblatt vereinbaren die Partner gemeinsame Schritte für den Fall eines Rückfalls.

AB 7 Literatur

Hier finden Teilnehmer Anregungen für ein vertieftes Selbststudium und können ihre dabei gewonnenen Erkenntnisse dokumentieren.

Name: ....

Partnerseminar

Teilnehmermaterialien

Sehr geehrte, sehr geehrter Teilnehmer*in,

im ersten Partnerseminar haben Sie neue Wege des gegenseitigen Verstehens kennengelernt und an Beispielsituationen geübt.

Das Teilnehmerheft soll Ihnen dazu dienen, die positiven Veränderungen bis zum nächsten Seminar auf den Alltag zu übertragen und Ihre gegenseitigen Fortschritte zu protokollieren: Was haben Sie an Aufmerksamkeiten für Ihren Partner getan, was haben Sie umgekehrt an Aufmerksamkeiten von Ihrem Partner bekommen?

Gleichzeitig enthält das Teilnehmerheft als Vorbereitung für das zweite Partnerseminar einen Fragebogen (AB 3 »Unsere Partnerschaft«), in dem Sie nach Ihrer Zufriedenheit mit allen möglichen Aspekten Ihrer Partnerschaft gefragt werden.

Bitte füllen Sie diesen Fragebogen zunächst *allein* aus und bringen das Teilnehmerheft mit zum nächsten Partnerseminar-Termin. Sie erhalten die Antworten Ihres Partners dann zu Beginn des zweiten Partnerseminars, damit Sie sehen können, wo Sie übereinstimmen und wo nicht. Dann können Sie beide gemeinsam bestimmen, über welche Bereiche Ihrer Partnerschaft wir das nächste Mal reden sollen.

Wir wünschen Ihnen viel Erfolg!

AB 1 **Belohnungstagebuch »Ich verwöhne meinen Partner«** P

Sie können die positiven Seiten Ihrer Beziehung dadurch steigern, dass Sie Ihren Partner/Ihre Partnerin durch kleine Gesten, Worte oder Handlungen »verwöhnen«.

Bitte kreuzen Sie zunächst an, was Sie sich an Verwöhnung Ihres Partners/Ihrer Partnerin bis zum nächsten Seminar vornehmen. Achten Sie darauf, dass Sie nur solche Dinge wählen, die Ihr Partner/Ihre Partnerin auch wirklich mag. Bedenken Sie, dass gerade die kleinen Dinge die Atmosphäre in einer Partnerschaft bestimmen.

Notieren Sie hinter jedem Vorhaben das Datum, an dem Sie es in die Tat umgesetzt haben. Mal sehen, ob Ihr Partner/Ihre Partnerin Ihre Anstrengungen auch wirklich mitbekommen hat.

		Datum			Datum
☐	Erledige eine Reparatur im Haus		☐	Übernehme lästige Erledigung	
☐	Bereite ein besonderes Essen		☐	Erledige eine Arbeit im Haushalt	
☐	Erledige den Einkauf		☐	Mache das Frühstück	
☐	Lade gemeinsame Freunde ein		☐	Plane einen Ausflug	
☐	Besuche mit ihr/ihm Verwandte		☐	Lade sie/ihn zum Essen ein	
☐	Mache mich schön für sie/ihn		☐	Kümmere mich um die Kinder	
☐	Bin zärtlich zu ihr/ihm		☐	Beachte ihr/sein Aussehen	
☐	Zeige, dass ich sie/ihn mag		☐	Verführe sie/ihn	
☐	Rufe an, um etwas Nettes zu sagen		☐	Mache ein Geschenk	
☐	Nehme sie/ihn in den Arm		☐	Begrüße sie/ihn zu Hause	
☐	Erzähle von mir		☐	Drücke meine Bewunderung aus	
☐	Sage, was ich an ihr/ihm schätze		☐	Mache ein Kompliment	
☐	Spiele mit ihr/ihm		☐	Unterhalte mich mit ihr/ihm	
☐	Frage sie/ihn nach ihrer/seiner Meinung		☐	Schmiede Pläne mit ihr/ihm	
☐	Zeige Zusammengehörigkeit vor anderen		☐	Bin nett zu ihren/seinen Freunden	
☐			☐		

Belohnungstagebuch »Den Partner erwischen, wie er mir etwas Gutes tut« P

Manchmal neigen wir dazu, die Dinge, die unser Partner/unsere Partnerin uns zuliebe tut, als selbstverständlich anzusehen.

Bitte versuchen Sie, Ihren Partner/Ihre Partnerin bis zum nächsten Partnerseminar intensiv zu beobachten, und notieren Sie dabei mit Datum alle Verhaltensweisen Ihres Partners/Ihrer Partnerin, die Ihnen guttun, gefallen, was Sie schön, nett oder angenehm finden. Dabei kommt es nicht auf das Außergewöhnliche an, vielmehr sind es die kleinen Gesten und Verhaltensweisen, die die Atmosphäre in einer Partnerschaft bestimmen.

Vielleicht stellen Sie fest, dass Ihr Partner/Ihre Partnerin eine ganze Menge von Dingen macht, über die Sie sich freuen.

Ich habe mich gefreut über ...	Datum

Unsere Partnerschaft

P

Im Folgenden sind verschiedene Bereiche des Zusammenlebens in einer Partnerschaft aufgeführt, in denen Konflikte entstehen können. Kreuzen Sie bitte an, ob in Ihrer Beziehung Konflikte im jeweiligen Bereich entstehen und wie Sie vorwiegend mit diesen Konflikten umgehen.

Bitte füllen Sie diesen Fragebogen allein aus.

0 = keine Konflikte
1 = Konflikte, erfolgreiche Lösungen
2 = Konflikte, keine Lösungen, oft Streit
3 = Konflikte, aber wir sprechen kaum darüber

(1) Einteilung des monatlichen Einkommens	0	1	2	3
(2) Berufstätigkeit	0	1	2	3
(3) Haushaltsführung/Wohnung	0	1	2	3
(4) Kindererziehung	0	1	2	3
(5) Freizeitgestaltung	0	1	2	3
(6) Freunde und Bekannte	0	1	2	3
(7) Temperament des Partners/der Partnerin	0	1	2	3
(8) Zuwendung des Partners/der Partnerin	0	1	2	3
(9) Attraktivität	0	1	2	3
(10) Vertrauen	0	1	2	3
(11) Eifersucht	0	1	2	3
(12) Gewährung persönlicher Freiheiten	0	1	2	3
(13) Sexualität	0	1	2	3
(14) außereheliche Beziehungen	0	1	2	3
(15) Verwandte	0	1	2	3
(16) persönliche Gewohnheiten	0	1	2	3
(17) gemeinsame Gespräche	0	1	2	3
(18) Kinderwunsch/Familienplanung	0	1	2	3
(19) fehlende Akzeptanz/Unterstützung des Partners/der Partnerin	0	1	2	3
(20) Forderungen des Partners/der Partnerin	0	1	2	3
(21) Krankheiten/Behinderungen	0	1	2	3
(22) Umgang mit Alkohol/Medikamenten/Drogen	0	1	2	3
(23) Tätlichkeiten	0	1	2	3

| AB 4 | Meine Risikoeinschätzung | P |

Zum Glück ist die Gefahr für einen Rückfall nicht immer gleich. In vielen Situationen ist ein Rückfall sehr unwahrscheinlich. Umgekehrt wird es Situationen geben, in denen Sie eher einen Rückfall befürchten.

Da bekanntlich vier Augen mehr als zwei Augen sehen, ist es sinnvoll, dass Sie und Ihr Partner/Ihre Partnerin sich zunächst getrennt voneinander Gedanken über Rückfallrisiken machen. Im Anschluss wird es darum gehen, die beiden Einschätzungen zusammenzuführen.

Tragen Sie bitte zunächst selbst ein, wie hoch Sie das Rückfallrisiko von 0 bis 100 Prozent in den folgenden acht Risikobereichen einschätzen. Dann tragen Sie bitte die vermutete Risikoeinschätzung durch Ihren Partner/Ihre Partnerin ein. Nennen Sie zu jedem Risikobereich eigene Beispielsituationen.

Die Risikoeinschätzung erfolgt jeweils auf der Skala 0 % 20 % 40 % 60 % 80 % 100 %

Risikobereich	**Beispiele**	**Eigene Risikoeinschätzung**	**Vermutete Risikoeinschätzung meines Partners/meiner Partnerin**
Unangenehme Gefühle			
Angenehme Gefühle			
Körperliche Beschwerden			
Plötzliches Verlangen			
Versuch von kontrolliertem Alkohol-/Drogenkonsum			
Soziale Konflikte/Streit			
Geselligkeit			
Soziale Verführung			

AB 5 **Risikoentscheidung** P

Hinsichtlich des künftigen Umgangs mit Risikosituationen gilt es eine sehr wichtige Entscheidung zu treffen: Welche Risikosituation wollen Sie künftig vermeiden und welchen Risikosituation müssen Sie sich auch künftig stellen?

Wir wollen Ihnen helfen, sich hierüber mit Ihrem Partner/Ihrer Partnerin zu verständigen. Schreiben Sie zur Vorbereitung bitte zunächst Ihre eigene Meinung auf.

Folgende Risikosituationen sollten wir künftig nach Möglichkeit vermeiden:

....

....

....

....

....

....

....

....

....

Folgenden Risikosituationen werden wir uns auch künftig stellen müssen:

....

....

....

....

....

....

....

....

....

Natürlich wünscht sich niemand einen Rückfall. Trotzdem sollte man vorbereitet sein. Bei einem Rückfall sind drei Dinge entscheidend:

(1) Geschwindigkeit: Ein Rückfall ist eine Notsituation, die sofortiges Handeln nach einem vorher verabredeten, einfachen Plan erfordert.

(2) Gemeinsamkeit: Alle Beteiligten sollten an einem Strang ziehen nach einem vorher verabredeten, einfachen Plan.

(3) Richtige Reihenfolge: Ob ein Rückfall gestoppt werden kann oder nicht, hängt davon ab, ob die vereinbarte Reihenfolge der Bewältigungsschritte eingehalten wird.

Bitte überlegen Sie jetzt, welche vier Schritte Sie im Falle eines Rückfalls gemeinsam unternehmen wollen. Tragen Sie bitte getrennt ein, was Sie als Patient/Patientin und was Sie als Partner/Partnerin tun werden.

Patient/in	Partner/in
1	
2	
3	
4	

Hier finden Sie weitere Informationen zum Thema Partnerschaft.

- Bodenmann, Guy (2007). Stress und Partnerschaft. Gemeinsam den Alltag bewältigen. Bern: Huber.
- Engl, Joachim & Thurmaier, Franz (2012). Wie redest Du mit mir? Fehler und Möglichkeiten der Paarkommunikation (2. Aufl.). Freiburg: Herder.
- Hansen, Hartwig (2018). Respekt – Der Schlüssel zur Partnerschaft (5. Aufl.). Stuttgart: Klett-Cotta.
- Lazarus, Arnold (2000). Fallstricke der Liebe. 24 Irrtümer über das Leben zu zweit. Stuttgart: Klett-Cotta.
- Reisch, Elisabeth & Bojanovski, Eberhard (2010). Beziehungsglück. Die Kraft der Großzügigkeit. Stuttgart: Klett-Cotta.
- Schindler, Ludwig, Hahlweg, Kurt & Revenstorf, Dirk (2007). Partnerschaftsprobleme: Möglichkeiten zur Bewältigung. Ein Handbuch für Paare (3. Aufl.). Berlin: Springer.
- Weber, Roland (2013). Wenn die Liebe Hilfe braucht. Partnerschaftsbuch mit Test und Übungen (2. Aufl.). Stuttgart: Klett-Cotta.

Wählen Sie eines der genannten Bücher aus und machen Sie sich einen Zeitplan für die Lektüre. Bewerten Sie abschließend den Nutzen der Lektüre für Ihre Partnerschaft.

Mein Leseplan

Beginn: .... Ende: ....

Wichtige Erkenntnisse:

....

....

....

....

....

....

....

....

....

....

10 Pathologischer PC- und Internet-Gebrauch

Hintergrund

Man geht in Deutschland von ca. 560.000 Personen aus, deren PC- und Internet-Gebrauch insofern pathologisch und damit behandlungsbedürftig einzuschätzen ist, dass es ihnen nicht gelingt, diesen erfolgreich einzuschränken, obwohl bereits schwerwiegende negative Konsequenzen eingetreten sind. Häufig ist bei diesen Personen eine immer stärkere Diskrepanz zwischen ihrer erfolgreichen Bedürfnisbefriedigung in der virtuellen Welt und ihrer zunehmenden Erfolglosigkeit und Unzufriedenheit in der realen Welt festzustellen.

Indikation

Die Gruppe eignet sich gleichermaßen für Personen mit verschiedenen Formen des pathologischen PC- und Internet-Gebrauchs: Online-Pornografie (Anschauen, Herunterladen und Handeln, inkl. Rollenspiele in entsprechenden Chat-Räumen), PC-Spiele (Konsolenspiele und/oder Online-Spiele [Mehrpersonen-Online-Rollenspiele, Shooter-Spiele, Browserspiele]), Internetchat (Kommunikation mit teilweise von der Realität abweichender Identität) und internetgestützte Suche nach Informationen (Surfen).

Inhaltliche Schwerpunkte

- realistische Auseinandersetzung mit der bisherigen PC- und Internet-Nutzung
- Erkennen der persönlichen Bedürfnisse, die hinter der pathologischen PC- und Internet-Nutzung liegen
- Ableitung von persönlichen Therapiezielen sowohl hinsichtlich des künftigen Gebrauchs von PC und Internet als auch der Erweiterung von Kompetenzen in der realen Welt
- Rückfallprävention
- Umgang mit Rückfällen

Benötigte Materialien

Keine

Empfohlene Durchführungsvariante

Variante 2 und 3.

Ein Leben ohne Nutzung von PC und Internet ist heutzutage nicht mehr möglich. Außerdem erscheint vielen Betroffenen eine Einschränkung ihres bisherigen PC- und Internet-Gebrauchs angesichts ihrer fehlenden Kompensationsmöglichkeiten in der realen Welt wenig attraktiv. Zur Vermeidung von Widerstand ist daher entscheidend, dass jeder Teilnehmer die Arbeitsblätter in der vorgesehenen Reihenfolge bearbeiten kann, damit die aufeinander aufbauenden Therapieinhalte eine schrittweise Auseinandersetzung mit dem persönlichen PC- und Internet-Gebrauch sowie der dahinterstehenden Bedürfnisse ermöglichen.

Therapeutische Tipps

- Auch wenn in der Fachwelt immer stärker der suchtartige Charakter von pathologischem PC- und Internet-Gebrauch betont wird, so ist im Therapiealltag zu beachten, dass bei sehr vielen Betroffenen darüber hinaus Affektregulations-, Impulsstörungen, fehlende soziale Kompetenzen, aber auch die Dichotomisierung in eine virtuelle und eine reale Welt und deren negative Folgen im Fokus der Behandlung stehen müssen.
- Es handelt sich bei Personen mit pathologischem PC-/Internet-Gebrauch um eine heterogene Gruppe. Tatsächlich gibt es Betroffene, bei denen man erkennen kann, dass der pathologische PC-/Internet-Gebrauch vorrangig eine untaugliche, verzweifelte oder autoaggressive Ersatzlösung für

ein überwertiges Problem darstellt. In diesen Fällen kann man hoffen, dass der pathologische PC-/Internet-Gebrauch dadurch überwunden werden kann, dass die Betroffenen im Rahmen einer Behandlung entsprechende Kompetenzen in der realen Welt erwerben. Bei vielen Betroffenen hat sich der pathologische PC-/Internet-Gebrauch dagegen vollkommen verselbstständigt und unterliegt nunmehr den gleichen, dem bewussten Willen nicht mehr uneingeschränkt unterliegenden Mechanismen, wie wir das bei Suchtmittelabhängigkeiten kennen. In diesem Fall ist eine unmittelbare Behandlung des Spielverhaltens als eigenständige Problematik erforderlich.

- Personen mit pathologischem PC-/Internet-Gebrauch weisen sehr häufig weitere komorbide Störungen auf. Diese sind nicht Gegenstand der Gruppe. Diesbezüglich sei auf die anderen Gruppentherapieangebote in diesem Band verwiesen.
- Insbesondere in der Anfangszeit wird der Verzicht bzw. jede Einschränkung ihres bisherigen PC- und Internet-Gebrauchs von vielen Betroffenen als frustrierender und wenig lohnender Verzicht erlebt, da ihnen die Bedürfnisbefriedigung in der realen Welt noch nicht angemessen gelingt. Hier ist viel Verständnis und Geduld von therapeutischer Seite im Sinne von Validierungsstrategien erforderlich, um Therapieabbrüche zu vermeiden.
- Da ein völliger Verzicht auf PC- und Internet-Nutzung nicht möglich ist, sind Rückfälle in das pathologische Nutzungsverhalten bei diesem Störungsbild häufig. Rückfälle haben immer Vorrang, da sie die Glaubwürdigkeit der Behandlung infrage stellen und die bisher erreichten Veränderungsfortschritte zu unterminieren drohen. Insofern ist zu Beginn jeder Gruppensitzung von therapeutischer Seite explizit nach Rückfällen oder Beinaherückfällen zu fragen.

Therapiemanuale

- Schuhler, P. & Vogelgesang, M. (2012). Pathologischer PC- und Internet-Gebrauch: Eine Therapieanleitung. Göttingen: Hogrefe.
- Schuhler, P. & Vogelgesang, M. (2011). Abschalten statt Abdriften: Wege aus dem krankhaften Gebrauch von Computer und Internet. Weinheim: Beltz.
- Möller, C. (2015). Internet- und Computersucht: Ein Praxishandbuch für Therapeuten, Pädagogen und Eltern. Stuttgart: Kohlhammer.
- Moll, B. & Thomasius, R. (2019). Kognitiv-verhaltenstherapeutisches Gruppenprogramm für Jugendliche mit abhängigem Computer- oder Internetgebrauch: Das »Lebenslust statt Onlineflucht«-Programm. Göttingen: Hogrefe.

Arbeitsmaterial

AB 1 Was will ich hier?

Das gemeinsame Ausfüllen dieses Arbeitsblatts durch Patient und Therapeut ermöglicht eine konkrete Vorbereitung auf die erste Gruppensitzung. Es ermöglicht ein individuelles Eingehen auf die Veränderungsphase des Patienten entsprechend dem transtheoretischen Veränderungsmodell von Prochaska und DiClemente (1986).

AB 2 Wie kam ich zum pathologischem PC- oder Internet-Gebrauch?

Das Arbeitsblatt ermöglicht den Teilnehmern einen Überblick der persönlichen Entwicklung ihres PC- und Internet-Gebrauchs nach Altersstufen.

INFO 1 Die letzten 28 Tage: Anleitung

Das Infoblatt enthält die erforderlichen Hinweise zur Bearbeitung des Arbeitsblatts 3 »Die letzten 28 Tage«.

AB 3 Die letzten 28 Tage
Das Arbeitsblatt ermöglicht eine genaue Erhebung der PC- und Internet-Nutzung innerhalb der letzten 28 Tage.

AB 4 Auswertung der letzten 28 Tage
Das Arbeitsblatt hilft den Teilnehmern, durch die Auswertung der Eintragungen zu den letzten 28 Tagen den situativen Kontext ihres PC- und Internet-Gebrauchs zu erkennen.

AB 5 Mein Selbstbild analog und digital
Das Arbeitsblatt ermöglicht den Teilnehmern, die zunehmende Diskrepanz zwischen dem Selbstbild in der virtuellen und in der realen Lebenswelt zu untersuchen.

AB 6 Konsequenzen meines PC- und Internet-Gebrauchs
Das Arbeitsblatt enthält eine Liste möglicher negativer Konsequenzen des PC- und Internet-Gebrauchs. Die Teilnehmer können hier ankreuzen, welche auf sie selbst zutreffen.

AB 7 Was ist pathologischer PC- und Internet-Gebrauch?
Die Teilnehmer werden in diesem Arbeitsblatt gebeten zu untersuchen, inwiefern zwei zentrale Kriterien für pathologische PC- und Internet-Nutzung auf sie persönlich zutreffen.

AB 8 Wozu diente mir mein PC- und Internet-Gebrauch?
Das Arbeitsblatt ermöglicht den Teilnehmern, sich damit auseinanderzusetzen, welche Schwierigkeiten sie im realen Leben durch ihre PC- und Internet-Nutzung kompensieren konnten.

AB 9 Mein Problemprofil
Das Arbeitsblatt ermöglicht eine selbstkritische Auseinandersetzung, wie zufrieden die Teilnehmer mit verschiedenen Bereichen ihres Lebens sind.

AB 10 Kosten-Nutzen-Analyse
Das Arbeitsblatt enthält eine 4-Felder-Tafel, damit die kurz- und langfristigen Vor- und Nachteile der Aufgabe bestimmter PC- und Internet-Nutzung für sie persönlich gegeneinander abgewogen werden können.

AB 11 Abwehrmechanismen
In dem Arbeitsblatt werden die Teilnehmer zunächst gebeten, für verschiedene Lebensbereiche die negativen Folgen ihrer PC- und Internet-Nutzung aufzuführen. Im Anschluss werden sie gebeten anzugeben, durch welche Vermeidungsstrategien und Ausreden sie in der Vergangenheit versucht haben, diese Folgen vor ihrer Umwelt und sich selbst nicht sichtbar werden zu lassen oder auf andere Dinge zu schieben.

AB 12 Wo will ich hin?
Das Arbeitsblatt dient der Erarbeitung kurz- und langfristiger Veränderungsziele in verschiedenen Lebensbereichen.

AB 13 Medienkompetenz (ZIFON)
In dem Arbeitsblatt haben die Teilnehmer Gelegenheit, die von ihnen künftig angestrebte Nutzung von PC und Internet zu konkretisieren.

AB 14 Meine PC- und Internet-Ampel
Das Arbeitsblatt leitet die Teilnehmer dazu an, nach einem Ampelmodell hinsichtlich ihres künftigen PC- und Internet-Gebrauchs zwischen risikoarmen Nutzungsformen (Grün), riskanten, aber unvermeidlichen Nutzungsformen (Gelb) und schließlich nunmehr ausgeschlossenen Nutzungsmöglichkeiten (Rot) zu unterscheiden.

AB 15 Selbstwertverstärker

Mithilfe eines Tortendiagramms können die Teilnehmer in diesem Arbeitsblatt die Bedeutung der PC- und Internet-Nutzung für ihr Selbstwertgefühl aktuell und in der Zukunft im Vergleich zu anderen Selbstwertverstärkungsquellen untersuchen.

AB 16 Aufbau neuer Aktivitäten

Das Arbeitsblatt ermöglicht beim Aufbau neuer Aktivitäten deren Ähnlichkeitsgrad zur bisherigen PC- und Internet-Nutzung selbstkritisch zu hinterfragen.

AB 17 Rückfallrisiken

Das Arbeitsblatt dient zur Ermittlung der persönlich relevanten Rückfallrisikosituationen, was problematische PC- und Internet-Nutzung angeht.

AB 18 Verlangen nach meinem früheren PC- und Internet-Gebrauch

In diesem Arbeitsblatt können die Teilnehmer persönlich stichhaltige Sätze zur Überwindung von Verlangen nach früherem PC- und Internet-Gebrauch formulieren.

AB 19 Notfallkarte

Die Teilnehmer werden auf diesem Arbeitsblatt gebeten, konkrete Schritte im Falle eines Rückfalls in problematische PC- und Internet-Nutzung auf einer kleinen Karte festzuhalten. Diese sollten sie am besten immer bei sich haben.

Name: ....

Verantwortungsvolle PC- und Internet-Nutzung

Teilnehmermaterialien

Sehr geehrte, sehr geehrter Patient*in,

herzlichen Glückwunsch zu Ihrer Entscheidung, sich kritisch mit Ihrer PC- und Internet-Nutzung auseinanderzusetzen.

Sie stehen mit Ihrem Problem nicht allein da: In Deutschland weisen etwa 560.000 Menschen einen beratungs- und behandlungsbedürftigen pathologischen PC-/Internet-Gebrauch auf, der bei den Betroffenen zu Leidensdruck und erheblichen negativen Konsequenzen in der persönlichen Entwicklung und im Alltag führt.

Mittlerweile ist zumindest eine Form des pathologischen PC-/Internet-Gebrauchs, das »Online-Gaming«, ganz offiziell als psychische Erkrankung anerkannt worden. Außerdem wurden immer mehr Behandlungsangebote für die Betroffenen eingerichtet. Trotzdem nimmt die Mehrheit bislang keinerlei Hilfe in Anspruch. Ihre Entscheidung für eine Behandlung verdient daher allergrößten Respekt und Anerkennung!

Pathologischer PC-/Internet-Gebrauch kann ganz unterschiedlich sein: Manche Betroffene versuchen vor persönlichen, beruflichen/schulischen oder sozialen Schwierigkeiten in Online-Welten »abzutauchen«. Andere sind in einem verzweifelten Teufelskreis auf der Jagd nach Anerkennung durch »likes« auf Facebook oder Instagram oder versuchen »Ruhm und Ehre« bei Spielen wie *Counterstrike* oder *League of Legends* zu erlangen. Eine weitere Gruppe sucht im Internet nach immer neuen sexuellen Reizen. Allen Betroffenen ist aber gemeinsam, dass sie sich zunehmend von der persönlichen Lebensrealität entfernen und neben einem zeitlich exzessiven Surf- und Spielverhalten ein immer stärkeres Auseinanderfallen ihrer Person im virtuellen Raum und in ihrem tatsächlichen Alltag erleben.

Wir wollen Ihnen dabei helfen, Ihre Problematik erfolgreich zu überwinden und zu einer verantwortungsvollen PC- und Internet-Nutzung zu finden.

Wir wünschen Ihnen dabei viel Erfolg!

AB 1 Was will ich hier? P

Zu Beginn einer Behandlung wegen pathologischen PC- und Internet-Gebrauchs können sich die Betroffenen in ganz unterschiedlichen Lagen befinden. Zur Vorbereitung der ersten Gruppenstunde kreuzen Sie bitte an, welche der folgenden vier Ausgangssituationen am besten auf Sie zutrifft, und erläutern Sie Ihren Standpunkt so konkret wie möglich.

- ☐ Ich finde die Sorge meines Umfelds bezüglich meines PC- und Internet-Gebrauchs übertrieben. Ich fühle mich zu dieser Behandlung gedrängt und bin mir nicht sicher, ob sie für mich wirklich erforderlich ist.
- ☐ Es ist zwar richtig, dass mein PC- und Internet-Gebrauch zu viel war, aber ich bin unschlüssig, in welcher Hinsicht ich mich verändern sollte.
- ☐ Ich möchte meinen PC- und Internet-Gebrauch deutlich verändern, ich weiß aber nicht so genau, wie ich das am besten anstelle.
- ☐ Ich bin nach erfolgreicher Veränderung meines PC- und Internet-Gebrauchs wieder rückfällig geworden, mir ist unklar, was ich diesmal besser machen kann.

Erläuterung:

....

....

....

....

....

....

....

....

....

....

....

....

....

AB 2 Wie kam ich zum pathologischen PC- und Internet-Gebrauch? P

Die Entwicklung eines pathologischen PC-/Internet-Gebrauchs kann sehr unterschiedlich verlaufen. Bitte beschreiben Sie Ihre persönliche Entstehungsgeschichte. Beginnen Sie mit dem ersten Kontakt zu Ihrem Medium (Videospiele, Soziale Medien, Pornografie) und geben den Verlauf bis heute an. Beschreiben Sie Ihr anfängliches Nutzungsverhalten, die Veränderung Ihres Nutzungsverhaltens und die sich einstellenden Schwierigkeiten, aber auch die möglicherweise vorkommenden Abstinenzzeiten.

Ziehen Sie abschließend eine dicke Querlinie, ab wann Sie Ihren PC-/Internet-Gebrauch im Nachhinein als pathologisch (d. h. nicht mehr in Ordnung) einschätzen.

Jahreszahlen/ Alter	Verlauf der Problematik

INFO 1 Die letzten 28 Tage: Anleitung

P

Natürlich ist es nicht einfach, sich an alle Einzelheiten zu Ihrem PC-/Internet-Gebrauch über einen langen Zeitraum zu erinnern.

Sie können die nächste Therapiestunde dadurch vorbereiten, dass Sie folgende persönlichen Eintragungen in Ihrem Kalender (AB 3 »Die letzten 28 Tage«) vornehmen.

Alle Fragen beziehen sich auf die Zeit vom: .... bis: ....

(1) Beginnen Sie zunächst, **persönlich wichtige Daten** wie Geburtstage, Ferien, Festlichkeiten, Krankheiten oder Unfälle, in den Kalender einzutragen.

(2) Wenn Sie in den 28 Tagen

- in einer stationären Behandlung wegen medizinischer Probleme waren, tragen Sie jeweils **STMB** ein.
- in einer stationären Behandlung wegen psychischer Probleme waren, tragen Sie jeweils **STPB** ein.
- Kontakt zu einem niedergelassenen Arzt hatten, tragen Sie jeweils **AMB** ein.
- Kontakt zu einem niedergelassenen Psychotherapeuten (hierzu zählen auch betriebliche Sozialberater oder Beratungsstellen) hatten, tragen Sie jeweils **APB** ein.
- krankgeschrieben waren, tragen Sie jeweils **K** ein.
- nicht zu Hause übernachtet haben, tragen Sie jeweils **NZHÜ** ein.
- im Kino, Theater, Konzert oder einer Sportveranstaltung waren, tragen Sie jeweils **VB** ein.
- einen Glücksspielort besucht haben, tragen Sie jeweils **G** ein.
- Abschließend markieren Sie noch alle Tage, an denen Sie zur Arbeit/Schule/Ausbildung gegangen sind, mit **A**.

(3) Möglichst genaue Erhebung des PC-/Internet-Gebrauchs für jeden Tag: Zunächst werden alle Tage markiert, an denen kein PC-/Internet-Gebrauch stattfand. Danach werden die Tage genauer betrachtet, an denen der PC-/Internet-Gebrauch »wie üblich« stattfand. Dann werden die Tage betrachtet, an denen der PC-/Internet-Gebrauch besonders ausschweifend oder besonders begrenzt stattfand.

Fazit

Vor dem Hintergrund des von Ihnen ausgefüllten Kalenders wird es Ihnen und Ihrem Therapeuten viel leichter fallen, die Einzelheiten zu Ihrem PC-/Internet-Gebrauch gemeinsam zu erheben.

AB 3

Die letzten 28 Tage

P

Monat: .... Jahr: ....

Datum	Wochentag	Ereignis	PC-/Internetgebrauch	Dauer

AB 4 Auswertung der letzten 28 Tage

P

Nun geht es darum, die Angaben zu Ihrem PC-/Internet-Gebrauch auszuwerten.
(1) Betrachten Sie zunächst Ihren **»üblichen« Gebrauch:**

Meine durchschnittliche Nutzungsdauer betrug .... Stunden am Tag.

Dabei habe ich die allermeiste Zeit mit .... verbracht.
(Gaming, soziale Medien, Online-Pornografie, etc.)

(2) Nun betrachten Sie die **Schwankungen** in Ihrem PC-/Internet-Gebrauch:
An welchen Tagen habe ich mehr als üblich den PC bzw. das Internet genutzt?

....

An welchen Tagen habe ich weniger als üblich den PC bzw. das Internet genutzt?

....

An welchen Tagen habe ich überhaupt nicht den PC bzw. das Internet genutzt?

....

(3) Was waren meine drei **häufigsten Situationen,** in denen ich den PC bzw. das Internet genutzt habe?

....

....

....

(4) Was war meine gefährlichste Situation, in der ich den PC bzw. das Internet genutzt habe?

....

....

(5) Was war meine ungünstigste Situation, in der ich den PC bzw. das Internet genutzt habe?

....

....

(6) Was habe ich durch die Analyse Neues über meinen PC-/Internet-Gebrauch gelernt?

....

....

AB 5 **Mein Selbstbild analog und digital** P

Im Verlauf eines pathologischen PC-/Internet-Gebrauchs entwickeln viele Betroffene ein ganz spezielles Selbstbild von sich in der virtuellen Welt (»Ich bin ein wichtiges Mitglied meiner Gruppe«), das immer stärker von ihrem Selbstbild in der analogen Welt (»Ich bin ein Einzelgänger«) abweicht. Bitte beschreiben Sie hinsichtlich der verschiedenen persönlichen Bereiche, wie Sie sich in der analogen bzw. in der virtuellen Welt wahrnehmen.

Persönliche Bereiche	**Mein Selbstbild in der digitalen Welt**	**Mein Selbstbild in der analogen Welt**
Umgang mit anderen		
Lösen von Aufgaben		
Fähigkeit, sich selbst zu beschäftigen		
Fähigkeit, unangenehme Aufgaben zu erledigen		
Geduld		
Zuverlässigkeit		
Pünktlichkeit		
Persönliche Stärken		
Persönliche Schwächen		
Dafür schätzen mich andere		

Pathologischer PC-/Internet-Gebrauch führt in den allermeisten Fällen zu negativen Konsequenzen für die Betroffenen selbst, aber auch für ihre Bezugspersonen. Um eine Entscheidung bezüglich einer Veränderung Ihres PC-/Internet-Gebrauchs zu treffen, kreuzen Sie bitte an, welche Konsequenzen bislang aus Ihrem Nutzungsverhalten gefolgt sind.

	gar nicht		**mittel**		**sehr stark**
Das Nutzungsverhalten beansprucht zu viel Zeit.	0	1	2	3	4
Konflikte bei der Arbeit/Schule/Ausbildung	0	1	2	3	4
Kontrolle über mein Nutzungsverhalten verloren	0	1	2	3	4
nicht mehr in der Lage, Gedanken auf wichtige Dinge zu richten	0	1	2	3	4
Auseinandersetzungen mit dem Partner bzw. der Partnerin	0	1	2	3	4
Auseinandersetzungen mit den Eltern oder Kindern	0	1	2	3	4
Auseinandersetzungen mit anderen Angehörigen	0	1	2	3	4
Verlust des Selbstrespekts	0	1	2	3	4
Schuldgefühle	0	1	2	3	4
weniger Zeit bei der Arbeit/Schule/Ausbildung verbracht	0	1	2	3	4
keine Zeit für Familienaktivitäten	0	1	2	3	4
wenig Zeit mit Freunden außerhalb der Online-»Szene« verbracht	0	1	2	3	4
Lügen erzählt	0	1	2	3	4
nicht mehr bei Freunden gemeldet	0	1	2	3	4
übermäßig viel Geld im Internet ausgegeben	0	1	2	3	4
Schulden gemacht	0	1	2	3	4
Eltern kritisierten mich	0	1	2	3	4

Partner bzw. Partnerin kritisierte mich	0	1	2	3	4
Freunde kritisierten mich	0	1	2	3	4
Angehörige kritisierten mich	0	1	2	3	4
Arbeitskollegen kritisierten mich	0	1	2	3	4
gegen meine eigenen Wertvorstellungen verstoßen	0	1	2	3	4
Berufschancen verpasst	0	1	2	3	4
familiäre Ziele wurden nicht erreicht	0	1	2	3	4
finanzielle Ziele wurden nicht erreicht	0	1	2	3	4
Moral und Wertvorstellungen wurden vernachlässigt	0	1	2	3	4
Geheimnisse gegenüber nahestehenden Personen	0	1	2	3	4
körperlich gewalttätig geworden	0	1	2	3	4
psychische Gewalt ausgeübt	0	1	2	3	4
Gedanken, zu sterben	0	1	2	3	4
Gedanken, sich selbst zu verletzen	0	1	2	3	4
Versuche, sich selbst zu verletzen	0	1	2	3	4
wegen PC-/Internet-Gebrauchs die Schule geschwänzt	0	1	2	3	4
wegen PC-/Internet-Gebrauchs Aufgaben nicht erledigt	0	1	2	3	4
wegen PC-/Internet-Gebrauchs die Arbeit verloren	0	1	2	3	4

AB 7 Was ist pathologischer PC-/Internet-Gebrauch? P

Es gibt ganz unterschiedliche Formen von pathologischem PC- und Internet-Gebrauch. Außerdem haben viele Menschen in ihrem Leben Phasen von heftiger Nutzung, die sich mit Phasen geringerer Nutzung abwechseln. Entsprechend gibt es in der Wissenschaft noch keine Einigung darüber, ab wann genau ein PC- und Internet-Gebrauch tatsächlich als pathologisch anzusehen ist und Betroffene eine Behandlung benötigen.

Einigkeit besteht lediglich über zwei Kriterien, die den PC-/Internet-Gebrauch pathologisch werden lassen. Bitte kreuzen Sie bei beiden Kriterien an, ob diese nach Ihrer Meinung auf Sie zutreffen und erläutern Sie Ihre Selbsteinschätzung.

Kriterium für pathologischen PC-/Internet-Gebrauch	trifft auf mich zu
Eine Person kann ihren PC-/Internet-Gebrauch trotz negativer Konsequenzen nicht von allein beenden. Erläuterung:	
Eine Person erlebt bei Verhinderung des PC-/Internet-Gebrauchs unangenehme, schwer auszuhaltende, körperliche oder psychische Zustände. Erläuterung:	

AB 8 **Wozu diente mir mein PC-/Internet-Gebrauch?** P

Selbst extreme Formen der PC-/Internet-Nutzung dienen immer der Bedürfnisbefriedigung. Häufig können sich die Betroffenen hierdurch etwas »holen«, was sie im realen Leben nur schwer erreichen. Beschreiben Sie bitte bei jedem der im Folgenden aufgelisteten Bereiche, welche Vorteile Ihre PC-/Internet-Nutzung hatte und welche Schwierigkeiten Sie demgegenüber im realen Leben hatten. Abschließend kreuzen Sie bitte die Bereiche an, für die Sie sich in der Therapie Hilfe wünschen.

Bedürfnis	Befriedigung durch PC-/Internet-Nutzung	Schwierigkeiten in der realen Welt	wünsche Hilfe
Selbstwertgefühl			
Anerkennung durch andere			
Kontakte			
Sexualität			
Erfolg im Beruf			
Zeitvertreib			

AB 9 **Mein Problemprofil** P

Bitte tragen Sie hier zentrale Lebensbereiche ein (z. B. Familie, Freizeit, Finanzen, Arbeit, Gesundheit, soziale Kontakte etc.) und bewerten Sie diese entsprechend der Skala von ++ bis- - (++ = hiermit bin ich sehr zufrieden, hier sehe ich meine Stärken; - - = hiermit bin ich sehr unzufrieden, hier liegen meine Schwächen), indem Sie entsprechend ein Kreuz in das zutreffende Feld zeichnen. Verbinden Sie anschließend die Kreuze mit einer Linie.

Lebensbereich	Stärken		Schwächen	
	++	+	–	--

Bis hier haben Sie schon viel über Ihren PC-/Internet-Gebrauch erfahren. Jetzt geht es darum, dass Sie sich zwei Fragen stellen und für sich beantworten:

(1) Wie würde sich mein Leben bei Verzicht auf kritische Bereiche meines PC-/Internet-Gebrauchs vorteilhaft verändern?

(2) Was wären die Vorteile eines unveränderten PC-/Internet-Gebrauchs?

Bitte tragen Sie die Ergebnisse Ihrer Überlegungen in der Vierfeldertafel ein.

	Vorteile von unverändertem PC-/Internet-Gebrauch	**Vorteile eines Verzichts auf kritische Bereiche meines PC-/Internet-Gebrauchs**
Kurzfristig		
Langfristig		

Abwehrmechanismen

P

Geben Sie bitte zunächst für jeden der unten aufgeführten Lebensbereiche an, welche negativen Folgen Sie durch Ihrem PC-/Internet-Gebrauch erlebt haben. Erläutern Sie bitte dann für jede negative Folge, auf welche Weise Sie versucht haben, diese entweder zu verheimlichen (Vermeidungsstrategien) oder auf etwas anderes zu schieben (Ausreden).

Negative Folgen meines PC-/Internet-Gebrauchs	**Vermeidungsstrategie**	**Ausrede**
Körperliche Folgen		
Soziale und berufliche Folgen		
Psychische Folgen		
Familiäre, partnerschaftliche Folgen		

Wenn es um Veränderungen im Leben geht, ist es gut, sich klare Ziele zu setzen. Dabei sollten Sie kurzfristige von langfristigen Zielen unterscheiden. Dies kann Ihnen dabei helfen, Ihren Weg fortzusetzen, auch wenn Sie auf vermeintlich unüberwindbare Hürden stoßen. Bitte beschreiben Sie im Folgenden Ihre Zielsetzung in möglichst *konkreten Verhaltensweisen.*

PC-/Internet-Gebrauch

Kurzfristige Ziele:

....

....

Langfristige Ziele:

....

....

Praktische Regelungen zum zukünftigen PC-/Internet-Gebrauch

Kurzfristige Ziele:

....

....

Langfristige Ziele:

....

....

Gesundheit

Kurzfristige Ziele:

....

....

Langfristige Ziele:

....

....

Gefühle

Kurzfristige Ziele:

....

....

Langfristige Ziele:

....

....

Partnerschaft
Kurzfristige Ziele:

....

....

Langfristige Ziele:

....

....

Eltern/Kinder
Kurzfristige Ziele:

....

....

Langfristige Ziele:

....

....

Soziales Umfeld
Kurzfristige Ziele:

....

....

Langfristige Ziele:

....

....

Freizeitgestaltung/Tagesstruktur
Kurzfristige Ziele:

....

....

Langfristige Ziele:

....

....

Ausbildung/Beruf/Arbeit
Kurzfristige Ziele:

....

....

Langfristige Ziele:

....

....

Wohnung
Kurzfristige Ziele:

....

....

Langfristige Ziele:

....

....

Weiteres Ziel
Kurzfristige Ziele:

....

....

Langfristige Ziele:

....

....

Sicher ist, dass auch Sie nicht um die Nutzung von PC, Internet und Co. herumkommen. Es lohnt sich daher ganz genau zu überlegen, zu welchem Zweck, in welchen Situationen und wie Ihr zukünftiger PC-/Internet-Gebrauch aussehen soll.

Um dies für sich zu analysieren und mit Ihrem Therapeuten bzw. Ihrer Therapeutin besprechen zu können, füllen Sie bitte dieses Arbeitsblatt aus.

Z: Ziel

Für folgende Themen plane ich die zukünftige Nutzung von PC und/oder Internet:

....

....

I: Inhalt

Dabei werde ich folgende Bereiche/Anwendungen am PC / im Internet regelmäßig nutzen:

....

....

F: Form

Ich werde zukünftig folgende Endgeräte für meinen PC-/Internet-Gebrauch nutzen:

....

....

O: Optimismus

Diese Fähigkeiten helfen mir, meine definierten Ziele zu erreichen:

....

....

Diese Probleme/Schwierigkeiten könnten bei der Umsetzung meiner Ziele auftreten:

....

....

N: Notfallplan

Wer oder was hilft mir, sollte ich meine Ziele verletzen?

....

....

Meine PC- und Internet-Ampel

P

Es ist nicht immer einfach zu entscheiden, welche Bereiche des PCs bzw. Internets zukünftig ohne Bedenken genutzt werden können und auf welche Bereiche Sie künftig besser verzichten sollten. Manchmal ist der »Anreizcharakter« bestimmter Angebote am PC oder im Internet nicht immer auf den ersten Blick sichtbar. Wie bei einer Verkehrsampel sollten Sie drei Gefahrenstufen bei der künftigen Nutzung von PC und Internet unterscheiden.

Grün: Diese Anwendungen wollen Sie uneingeschränkt nutzen und sehen keine Rückfallrisiken (z. B. Online-Banking, berufliche oder schulische Arbeiten …).

....

....

....

....

Gelb: Diese Anwendungen wollen Sie zwar benutzen, sehen aber ein Rückfallrisiko (z. B. Videostreaming, soziale Netzwerke, Online-Bibliotheken …). Dabei kann es sich auch um Aspekte des PC-/Internet-Gebrauchs handeln, die nicht vermeidbar sind (Werbebanner auf Internetseiten oder Werbemails im Mail-Account). Sie sollten sich daher ganz genau überlegen, welche Anwendungen Sie diesem Bereich zuordnen wollen.

....

....

....

....

Rot: Auf diese Anwendungen wollen Sie künftig verzichten, weil sie Ihr früheres Nutzungsverhalten widerspiegeln und maximale Rückfallgefahr beinhalten (z. B. Games, Let's Plays, soziale Netzwerke, pornografisches Material).

....

....

....

....

Wenn Ihr Selbstwertgefühl überwiegend vom virtuellen Raum abhängig ist, steht es auf »wackeligen Beinen«. Sie sollten daher nach Selbstwert-Quellen im realen Leben suchen.

In dem folgenden Kreis haben wir ein Beispiel dafür dargestellt, bei dem das Selbstwertgefühl überwiegend von PC-/Internet-Gebrauch abhängig ist. In dem leeren Kreis »Aktuell« tragen Sie bitte ein, wie Ihre eigene Einschätzung aktuell ist. In dem dritten Kreis »Zukünftig« tragen Sie bitte ein, wie es aussehen könnte, wenn Sie berücksichtigen, was Sie sonst noch alles können.

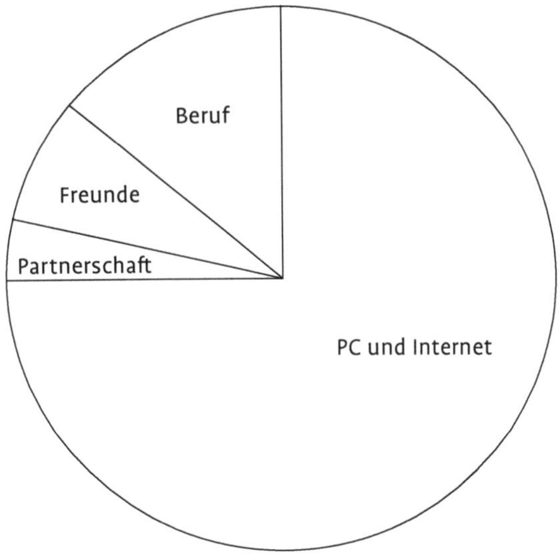

Aktuell

Zukünftig

AB 16 **Aufbau neuer Aktivitäten** P

Um wieder mehr Zufriedenheit in der realen Welt zu erreichen, ist es wichtig, dass Sie anstelle der bisherigen PC-/Internet-Nutzung neue Aktivitäten starten. Allerdings sollten Sie bei der Auswahl dieser Aktivitäten darauf achten, dass diese nicht zu viel Ähnlichkeit mit den Eigenschaften Ihres bisherigen PC-/Internet-Gebrauchs haben, da dies ein Rückfallrisiko bedeuten könnte. Bitte tragen Sie in der untenstehenden Tabelle Ihre augenblicklichen Aktivitäten und Ihre neuen Vorhaben (roter Stift) nach dem Ähnlichkeitsgrad zum PC-/Internet-Gebrauch in die jeweilige Spalte ein:

Hohe Ähnlichkeit	Mittlere Ähnlichkeit	Geringe Ähnlichkeit

Wie Sie wissen, gibt es viele verschiedene Situationen, die wieder zum pathologischen PC-/Internet-Gebrauch zurückführen können. Die Skala auf diesem Arbeitsblatt besteht deshalb aus zwei Teilen:
(1) Einschätzung, wie stark das Verlangen / die Versuchung in bestimmten Situationen werden könnte, Ihre pathologische PC-/Internet-Nutzung wieder aufzunehmen;
(2) Einschätzung des Risikos, dass Sie in einer solchen Situation tatsächlich rückfällig werden und wieder damit anfangen.

Im Folgenden finden Sie eine Auflistung von möglichen Risikosituationen. Lesen Sie jeden Satz sorgfältig durch und schätzen Sie dann für jede Situation Ihr Verlangen und Ihr Rückfallrisiko ein.
Bitte benutzen Sie folgende Skalierung:

0 = gar nicht
1 = schwach
2 = mittel
3 = stark
4 = sehr stark

	Verlangen	Rückfall-risiko
(1) Ich befinde mich an einem Ort, an dem ich häufig gespielt habe.		
(2) Ich bin mit Leuten im Kontakt, mit denen ich häufig »gezockt« habe bzw. Zeit im Internet verbracht habe.		
(3) Ich habe gerade eine schlechte Nachricht bekommen.		
(4) Ich sehe dabei zu, wie andere spielen/surfen.		
(5) Ich komme gerade von der Arbeit/Schule nach Hause.		
(6) Es ist Freitagabend.		
(7) Ich war auf einer Party.		
(8) Ich denke daran, wie es beim letzten Mal war, als ich im Internet / am PC gewesen bin.		
(9) Ich rede mit jemandem darüber, wie es beim letzten Mal war.		
(10) Mir ist langweilig.		
(11) Ich fühle mich großartig.		
(12) Ich soll jemandem am PC / im Internet helfen.		
(13) Ich trinke Alkohol.		
(14) Ein Bekannter bittet mich, ihn bei einem »Raid« zu unterstützen		
(15) Ich bin traurig.		
(16) Ich erinnere mich daran, vom PC-/Internet-Gebrauch »berauscht« zu sein.		
(17) Ich bin ärgerlich.		

	Verlangen	Rückfall-risiko
(18) Ich bin im Stress.		
(19) Ich fühle mich schuldig.		
(20) Ich habe gerade mit meiner Abstinenz gebrochen und habe eine Anwendung aus meinem roten Bereich genutzt (Wahrscheinlichkeit des Weitermachens).		
(21) Ich bin kurz davor, zur Arbeit/Schule zu gehen.		
(22) Ich bin müde.		
(23) Ich bin frustriert.		
(24) Ich hatte gerade einen Traum, wo es um PC-/Internet-Gebrauch ging.		
(25) Ich schaue mir gerade eine Werbung an.		
(26) Ich ziehe mich an, um auszugehen.		
(27) Ich stehe an der Arbeit / in der Schule unter Druck.		
(28) Ich ärgere mich über meine/n Partner/in / über meine Eltern.		
(29) Mein/e (Ehe-)Partner/in / meine Eltern nörgelt/nörgeln wegen beruflicher/schulischer Schwierigkeiten an mir rum.		
(30) Meine Familie nörgelt an mir rum.		
(31) Man hat mir gerade einen Rückfall nachgewiesen, den ich verheimlichen wollte (Wahrscheinlichkeit des Weitermachens).		
(32) Ich habe nichts getan und trotzdem hält man mir einen Rückfall vor.		
(33) Ich sehe mir einen Film an, in dem »gezockt« wird.		
(34) Ich habe Angst.		
(35) Ich fühle mich ungerecht behandelt.		
(36) Jemand kritisiert mich.		
(37) Ich bin schon seit langem suchtmittelfrei.		
(38) Ich bin sehr angespannt.		
(39) Jemand, der mir viel bedeutet, ist schwer krank.		
(40) Ich habe das Gefühl, eine schwere Last zu tragen.		
(41) Ich bin in einer Kneipe und amüsiere mich gut.		
(42) Ich habe Streit mit meiner Familie.		

AB 18 Verlangen nach meinem früheren PC-/Internet-Gebrauch

P

In der Zukunft kann es Ihnen passieren, dass Sie großes Verlangen bekommen, wieder mit dem früheren PC-/Internet-Gebrauch zu beginnen. Deswegen ist es notwendig, sich im Vorfeld zu überlegen, für was es sich lohnt, weiter abstinent zu bleiben. Was könnten Sie verlieren, wenn Sie wieder mit dem früheren PC-/Internet-Gebrauch beginnen?

Notieren Sie sich kurze Sätze, die Ihnen helfen könnten, wenn das Verlangen nach Ihrem früheren PC-/Internet-Gebrauch sehr groß wird.

Beispiele:

- Wenn du jetzt gehst, verlierst du alles, auch deine Tochter.
- Sprich mit jemandem! Telefon Freundin: ....

Meine Hilfekarte

Es ist noch kein Meister vom Himmel gefallen. Viele Betroffene können ihre Abstinenz nicht im ersten Anlauf für immer konsequent einhalten. Diese Vereinbarung soll dazu beitragen, dass Sie im Falle einer einmaligen Übertretung des roten Bereichs Ihrer »Ampel« nicht in den bisherigen pathologischen PC-/Internet-Gebrauch zurückfallen, sondern möglichst schnell wieder zur Erhaltung der Abstinenz zurückfinden.

Im Moment eines Rückfalls ist von entscheidender Bedeutung, dass Sie und Ihr Umfeld an einem Strang ziehen. Es empfiehlt sich daher dringend, dass Sie sich mit Ihren wichtigsten Bezugspersonen auf ein gemeinsames Vorgehen bei einem Rückfall verständigen. Was soll unternommen werden, falls es zu einem Rückfall kommt?

Meine Notfallkarte

Ich habe mit .... folgende Schritte für den Fall einer Übertretung meiner angestrebten Abstinenz von bestimmten PC-/Internet-Anwendungen gemäß meines Ampelmodells, und sei sie noch so klein, vereinbart.

Ich erkläre, dass ich ...

(1) ... die kritische Situation schnellstmöglich verlassen werde.

(2) ... mich sofort mit ...., Telefon .... beraten werde.

(3) Dabei werden wir zunächst keine Ursachenforschung betreiben, sondern uns darauf konzentrieren, wie ich meine PC- und Internetnutzung entsprechend meiner Ziele wieder möglichst rasch stabilisieren kann.

11 Pathologisches Glücksspiel

Hintergrund

In Deutschland wird die Zahl der Betroffenen von pathologischem Glücksspiel auf ca. 200.000 geschätzt. Eine effektive Behandlung wird einerseits durch die Heterogenität (Art des Glücksspiels, Ausprägung der Glücksspielproblematik, Ausmaß an psychischer Komorbidität), andererseits durch das auffällige, oftmals manipulative Interaktionsverhalten der Betroffenen erschwert.

Indikation

Alle Varianten des pathologischen Glücksspiels (Spielcasinos, Automaten, Internet, Wetten, Lotterien). Die bei Spielern häufigen komorbiden Störungen (z. B. Depression, Substanzmittelabhängigkeit, Persönlichkeitsstörungen) werden hier nicht berücksichtigt. Diesbezüglich wird auf die Arbeitsblätter der entsprechenden Teilnehmermaterialien verwiesen.

Inhaltliche Schwerpunkte

- realistische Auseinandersetzung mit der eigenen Glücksspielproblematik
- Ableitung von persönlichen Therapiezielen
- Rückfallprävention
- Umgang mit Rückfällen

Benötigte Materialien

Keine

Empfohlene Durchführungsvariante

Variante 2 und 3.

Die Betroffenen haben in der Regel erhebliche Probleme, die Zufallsbedingtheit ihrer Gewinnchancen und damit die Sinnlosigkeit weiteren Spielverhaltens zu akzeptieren. Zur Vermeidung von Widerstand ist daher entscheidend, dass jeder Teilnehmer die Arbeitsblätter in der vorgesehenen Reihenfolge bearbeiten kann, damit die aufeinander aufbauenden Therapieinhalte eine schrittweise Auseinandersetzung mit der persönlichen Glücksspielproblematik ermöglichen.

Therapeutische Tipps

- Es bedarf einer gelassenen Standhaftigkeit des Therapeuten gegenüber den bei Spielern häufigen interaktionellen Manipulationsversuchen, z. B. bei der Einhaltung von Regeln und Vereinbarungen. Anzustreben sind kurze und klare »Ansagen« des Therapeuten, die nicht verhandelbar sind. Längere Diskussionen, Verhandlungen oder Überzeugungsversuche sind zu vermeiden.
- Dem Thema »Umgang mit Geld« kommt in der Behandlung von Glücksspielern große Bedeutung zu. Viele Betroffene bedürfen erheblicher Unterstützung und Kontrolle bei der soliden Haushalts- und Finanzplanung. Oftmals empfiehlt sich zumindest zu Behandlungsbeginn eine Geldverwaltung durch den Therapeuten oder Angehörige, sodass dem Betroffenen immer nur kleinere Geldbeträge ausgehändigt werden.
- Allerdings ist eine Eskalation von Kontrollversuchen durch den Therapeuten zu vermeiden: Anders als bei substanzbezogenen Abhängigkeiten lässt sich das Spielverhalten nicht durch medizinische Messungen überwachen oder nachweisen. Übermäßige Kontrollversuche des Therapeuten werden vom Spieler nur als Herausforderung angesehen, doch zu »gewinnen« und ein Schlupfloch zu finden.
- Rückfälle haben immer Vorrang, da sie die Glaubwürdigkeit der Behandlung infrage stellen und die bisher erreichten Veränderungsfortschritte zu unterminieren drohen. Insofern ist zu Beginn jeder Gruppensitzung durch den Therapeuten nach Rückfällen oder Beinaherückfällen zu fragen.

Therapiemanuale

- Bachmann, M. & El-Akhras, A. (2010). Glücksspielfrei – Ein Therapiemanual bei Spielsucht. Berlin: Springer.
- Meyer, G. & Bachmann, M. (2017). Spielsucht. Ursachen, Therapie und Prävention von glücksspielbezogenem Suchtverhalten (4. Aufl.). Heidelberg: Springer.
- Petry, J. (2003). Glücksspielsucht. Entstehung, Diagnostik und Behandlung. Göttingen: Hogrefe.

Arbeitsmaterial

AB 1 Wie kam ich zum Glücksspiel?
Das Arbeitsblatt ermöglicht den Teilnehmern einen Überblick der persönlichen Entwicklung des pathologischen Glücksspiels nach Altersstufen.

AB 2 Meine Glücksspielproblematik über die Lebensspanne
Das Arbeitsblatt dient der Entwicklung eines individuellen Erklärungsmodells für das pathologische Glücksspiel in verschiedenen Lebensphasen. Von besonderem Interesse sind hierbei sogenannte »Wendepunkte«, d. h. Abstinenzphasen und Rückfälle bzw. Lebensabschnitte, die mit einem Anstieg oder einer Abnahme des Glücksspiels verbunden sind.

INFO 1 Die letzten 90 Tage: Anleitung
Das Arbeitsblatt enthält die erforderlichen Hinweise zur Bearbeitung des Arbeitsblatts 3 »Die letzten 90 Tage«.

AB 3 Die letzten 90 Tage
Das Arbeitsblatt ermöglicht eine genaue Erhebung des Glückspielverhaltens innerhalb der letzten 90 Tage. Die Teilnehmer benötigen drei Kopien des Arbeitsblatts, damit ein Zeitraum von drei Monaten abgedeckt werden kann.

AB 4 Meine Gedanken als Spieler
Das Arbeitsblatt enthält eine Liste typischer Spielergedanken, aus denen die Teilnehmer diejenigen auswählen können, die auf sie zutreffen.

AB 5 Konsequenzen des Glücksspiels
Das Arbeitsblatt enthält eine Liste möglicher negativer Konsequenzen des Glücksspiels. Die Teilnehmer können hier ankreuzen, welche auf sie selbst zutreffen.

AB 6 Mein Problemprofil
Das Arbeitsblatt ermöglicht eine selbstkritische Auseinandersetzung, wie zufrieden die Teilnehmer mit verschiedenen Bereichen ihres Lebens sind.

AB 7 Was ist pathologisches Glücksspiel?
Das Arbeitsblatt ermöglicht den Teilnehmern genauer zu differenzieren, ab wann ihr persönliches Glücksspiel pathologisch wurde.

AB 8 Harte oder weiche Glücksspiele?
Die Bearbeitung des Arbeitsblatts soll den Teilnehmern ermöglichen, zwischen Glücksspielformen mit hohem Rückfallrisiko und Glücksspielformen mit eher geringem Rückfallrisiko zu differenzieren.

AB 9 Kosten-Nutzen-Analyse
Das Arbeitsblatt enthält eine 4-Felder-Tafel, mit der die kurz- und langfristigen Vor- und Nachteile künftiger Glücksspielabstinenz für die Teilnehmer persönlich gegeneinander abgewogen werden können.

AB 10 Abwehrmechanismen
In dem Arbeitsblatt werden die Teilnehmer zunächst gebeten, die negativen Folgen ihres Glücksspiels für verschiedene Lebensbereiche aufzuführen. Im Anschluss werden sie gebeten anzugeben, durch welche Vermeidungsstrategien und Ausreden sie in der Vergangenheit versucht haben, diese Folgen vor ihrer Umwelt und sich selbst nicht sichtbar werden zu lassen oder auf andere Dinge zu schieben.

AB 11 Wo will ich hin?
Das Arbeitsblatt dient der Erarbeitung kurz- und langfristiger Veränderungsziele in verschiedenen Lebensbereichen.

AB 12 Selbstwertverstärker
Mithilfe eines Tortendiagramms können die Teilnehmer auf diesem Arbeitsblatt die Bedeutung des Glücksspiels für ihr Selbstwertgefühl aktuell und in der Zukunft im Vergleich zu anderen Selbstverstärkungsquellen untersuchen.

AB 13 Aufbau neuer Aktivitäten
Das Arbeitsblatt ermöglicht beim Aufbau neuer Aktivitäten ihren Ähnlichkeitsgrad zum bisherigen pathologischen Glücksspiel selbstkritisch zu hinterfragen.

AB 14 Rückfallrisiken
Das Arbeitsblatt dient zur Ermittlung der persönlich relevanten Rückfallrisikosituationen.

AB 15 Verlangen nach Glücksspiel
In diesem Arbeitsblatt können die Teilnehmer persönlich stichhaltige Sätze zur Überwindung von künftigem Spieldrang formulieren.

AB 16 Notfallkarte
Die Teilnehmer werden in diesem Arbeitsblatt gebeten, konkrete Schritte im Falle eines Rückfalls auf einer kleinen Karte festzuhalten. Diese sollten sie am besten immer bei sich haben.

AB 17 Literatur
Hier finden Teilnehmer Anregungen für ein vertieftes Selbststudium und können ihre dabei gewonnenen Erkenntnisse dokumentieren.

Name: ....

Glücksspielen überwinden

Teilnehmermaterialien

Sehr geehrte, sehr geehrter Patient*in,

herzlich willkommen in der Therapiegruppe »Glücksspielen überwinden«.

Sie stehen mit Ihrem Problem wahrlich nicht allein da: Insgesamt geht man von circa 200.000 beratungs- und behandlungsbedürftigen Spielern aus. Allerdings nehmen sehr viele Betroffene keinerlei Hilfe in Anspruch. Ihre Entscheidung für eine Behandlung verdient daher Respekt und Anerkennung.

Pathologisches Glücksspielverhalten kann ganz unterschiedlich sein:

- Manche Betroffene versuchen, vor persönlichen, beruflichen/ schulischen oder sozialen Schwierigkeiten in die Welt des Spiels zu entfliehen;
- andere sind in einen verzweifelten Teufelskreis auf der Jagd nach Geld geraten, sie glauben, nur durch Glücksspiel ihren Schulden entrinnen zu können;
- wiederum viele Spieler*innen können ihr immer wiederkehrendes Glücksspielverhalten selbst nicht nachvollziehen.

Das Durcharbeiten dieser Materialien soll Sie dabei unterstützen, Ihr Glücksspielverhalten besser zu verstehen, eine Entscheidung über einen geeigneten Ausstieg zu treffen und diesen dann wirksam in die Tat umzusetzen.

Wir wünschen Ihnen hierbei viel Erfolg!

AB 1 **Wie kam ich zum Glücksspiel?** P

Die Entwicklung eines Spielers kann sehr unterschiedlich verlaufen. Bitte beschreiben Sie Ihre Entstehungsgeschichte. Beginnen Sie mit dem ersten Glücksspiel und geben Sie den Verlauf bis heute an. Beschreiben Sie die Glücksspielarten, die Geldverluste, die aufkommenden Schwierigkeiten, aber auch die möglicherweise vorkommenden Abstinenzzeiten.

Jahreszahlen/Alter	Verlauf der Problematik

AB 2 Meine Glücksspielproblematik über die Lebensspanne

P

Bitte zeichnen Sie in die untenstehende Grafik eine Verlaufskurve Ihres Spielverhaltens ein. Auf der waagerechten Linie tragen Sie bitte das Lebensalter ein und schreiben wichtige Lebensereignisse oder auch Bedingungen (z. B. Auszug aus dem Elternhaus, Heirat, Berufseintritt etc.) dazu. Auf der senkrechten Linie tragen Sie bitte das Ausmaß Ihrer Spielproblematik ein.

INFO 1 | Die letzten 90 Tage: Anleitung | P

Natürlich ist es nicht einfach, sich an Einzelheiten zu Ihrem Spielverhalten über einen langen Zeitraum zu erinnern. Wir werden daher den Kalender auf Arbeitsblatt 3 »Die letzten 90 Tage« verwenden, um Ihre Erinnerung zu erleichtern. Ihr Therapeut bzw. Ihre Therapeutin wird Ihnen das Kalenderblatt dreimal kopieren, damit Sie pro Blatt jeweils einen Monat eintragen können.

Sie können die nächste Therapiestunde dadurch vorbereiten, dass Sie folgende persönliche Eintragungen in diesem Kalender vornehmen.

Alle Fragen beziehen sich auf die Zeit vom: .... bis: ....

(1) Beginnen Sie zunächst, **persönlich wichtige Daten** wie Geburtstage, Ferien, Festlichkeiten, Krankheiten oder Unfälle, in den Kalender einzutragen.

(2) Wenn Sie in den letzten 90 Tagen
- in einer stationären Behandlung wegen medizinischer Probleme waren, tragen Sie jeweils **STMB** ein.
- in einer stationären Behandlung wegen psychischer Probleme waren, tragen Sie jeweils **STPB** ein.
- Kontakt zu einem niedergelassenen Arzt hatten, tragen Sie jeweils **AMB** ein.
- Kontakt zu einem niedergelassenen Psychotherapeuten (hierzu zählen auch betriebliche Sozialberater oder Beratungsstellen) hatten, tragen Sie jeweils **APB** ein.
- krankgeschrieben waren, tragen Sie jeweils **K** ein.
- nicht zu Hause übernachtet haben, tragen Sie jeweils **NZHÜ** ein.
- im Kino, Theater, Konzert oder einer Sportveranstaltung waren, tragen Sie jeweils **VB** ein.
- einen Glücksspielort besucht haben, tragen Sie jeweils **G** ein.

(3) Abschließend markieren Sie noch alle Tage, an denen Sie zur Arbeit/Schule/Ausbildung gegangen sind, mit **A**.

Tipp

Vor dem Hintergrund der von Ihnen ausgefüllten Kalenderblätter wird es Ihnen und Ihrem Therapeuten bzw. Ihrer Therapeutin viel leichter fallen, die Einzelheiten zu Ihrem Spielverhalten gemeinsam zu erheben.

Die letzten 90 Tage

P

Monat: .... Jahr: ....

1.	2.	3.	4.	5.	6.	7.
8.	9.	10.	11.	12.	13.	14.
15.	16.	17.	18.	19.	20.	21.
22.	23.	24.	25.	26.	27.	28.
29.	30.	31.				

AB 4 Meine Gedanken als Spieler

P

Bitte kreuzen Sie an, was Sie als Spieler über Ihr Spielen gedacht haben:

- ☐ Ich habe ein System erfunden, das funktioniert.
- ☐ Ich habe eben mehr Glück als andere.
- ☐ Nur noch ein letztes Spiel.
- ☐ Das Schicksal ist auf meiner Seite.
- ☐ Ich habe mehr Spielerfahrung als andere.
- ☐ Mein System schlägt den Zufall.
- ☐ Bislang habe ich immer irgendwann gewonnen.
- ☐ An diesem Platz habe ich Glück.
- ☐ Ich habe es verdient zu gewinnen.
- ☐ Andere können mit mir nicht mithalten.
- ☐ Das ist die richtige Zeit.
- ☐ Ich habe das gewisse Gefühl.
- ☐ Ich kann das Ergebnis beeinflussen.
- ☐ Ich habe Vertrauen zu mir selbst.
- ☐ Ich habe gebetet.
- ☐ Das ist mein Glücksspiel.
- ☐ Nach so vielen Verlusten muss ich gewinnen.
- ☐ Ich bin sehr erfahren.
- ☐ Mein Glück hat mich nicht verlassen.
- ☐ Heute habe ich Glück.
- ☐ Ein großer Gewinn wird meine Probleme lösen.
- ☐ Durch das Spielen werde ich mich besser fühlen.
- ☐ Andere:

....

....

....

Bitte kreuzen Sie an, welche der Konsequenzen des Glücksspiels bei Ihnen zutrafen.

	überhaupt nicht		mittel		sehr stark
Das Spielen beansprucht zu viel Zeit.	0	1	2	3	4
Konflikte bei der Arbeit	0	1	2	3	4
Kontrolle verloren	0	1	2	3	4
keine Konzentration mehr auf die Arbeit	0	1	2	3	4
Auseinandersetzungen mit der Partnerin/dem Partner	0	1	2	3	4
Auseinandersetzungen mit den Kindern	0	1	2	3	4
Auseinandersetzungen mit anderen Angehörigen	0	1	2	3	4
Verlust des Selbstrespekts	0	1	2	3	4
Schuldgefühle	0	1	2	3	4
weniger Zeit bei der Arbeit verbracht	0	1	2	3	4
keine Zeit für Familienaktivitäten	0	1	2	3	4
wenig Zeit mit Freunden außerhalb der Spielerszene verbracht	0	1	2	3	4
Lügen erzählt	0	1	2	3	4
anderen keine Aufmerksamkeit geschenkt	0	1	2	3	4
Freunden Geld nicht zurückgezahlt	0	1	2	3	4
Kreditkarten überzogen	0	1	2	3	4
Bankkredit nicht pünktlich zurückgezahlt	0	1	2	3	4
Rechnungen im Haushalt nicht rechtzeitig bezahlt	0	1	2	3	4
illegale Handlungen zur Geldbeschaffung	0	1	2	3	4
keinen Urlaub machen können	0	1	2	3	4
Partner/in kritisierte mich	0	1	2	3	4
Freunde kritisierten mich	0	1	2	3	4
Angehörige kritisierten mich	0	1	2	3	4
Arbeitskolleg/innen kritisierten mich	0	1	2	3	4
Ich verstieß gegen meine eigenen Wertvorstellungen.	0	1	2	3	4
Ich habe Berufschancen verpasst.	0	1	2	3	4
Familiäre Ziele wurden nicht erreicht.	0	1	2	3	4
Finanzielle Ziele wurden nicht erreicht.	0	1	2	3	4

	über-haupt nicht		mittel		sehr stark
Moral und Wertvorstellungen wurden vernachlässigt.	0	1	2	3	4
Geheimnisse gegenüber nahestehenden Personen	0	1	2	3	4
körperlich gewalttätig geworden	0	1	2	3	4
psychische Gewalt ausgeübt	0	1	2	3	4
Suizidgedanken	0	1	2	3	4
Suizidversuche	0	1	2	3	4
wegen Spielen die Arbeit verloren	0	1	2	3	4
Anschaffungen wurden veräußert	0	1	2	3	4
Miete nicht rechtzeitig bezahlt	0	1	2	3	4

AB 6 **Mein Problemprofil** P

Bitte tragen Sie hier zentrale Lebensbereiche ein (z. B. Familie, Freizeit, Finanzen, Arbeit, Gesundheit, soziale Kontakte etc.) und bewerten Sie diese entsprechend der Skala von ++ bis -- (++ = hiermit bin ich sehr zufrieden, hier sehe ich meine Stärken; – – = hiermit bin ich sehr unzufrieden, hier liegen meine Schwächen), indem Sie entsprechend ein Kreuz in das zutreffende Feld zeichnen. Verbinden Sie anschließend die Kreuze mit einer Linie.

Lebensbereich	**Stärken**		**Schwächen**	
	++	+	–	– –

Kreuzen Sie bitte zunächst an, welche Bestandteile von Glückspiel bei Ihnen aktuell zutreffen.

	Trifft auf mich zu
Wetten auf den Ausgang eines **zufallsbedingten** Ereignisses. Ausgang des Spiels kann nicht – oder nur sehr bedingt – vorhergesagt oder beeinflusst werden.	
Es wird um **Geld** gespielt. Dies ist der entscheidende Unterschied zwischen »spielen«(*engl.: to play*) und »glücksspielen« (*engl.: to gamble*).	

Geben Sie nun bitte an, ab wann Folgendes auf Ihr Glücksspielverhalten zutreffend ist:

	Trifft auf mich zu ab (Jahreszahl)
(1) Positives Anfangsstadium	
gelegentliche Teilnahme	
geringer Geldeinsatz	
positive Erlebnisse, gesteigertes Selbstwertgefühl	
keine oder kaum negative Auswirkungen	
(2) Kritisches Gewöhnungsstadium	
Spielintensität steigt	
höhere Einsätze und Gewinne erforderlich, um positives Erlebnis zu erreichen (Gewöhnung)	
Spielverhalten gewinnt Eigendynamik (z. B. an mehreren Automaten gleichzeitig spielen)	
Verständnis von Geld verändert sich (Geld als Spielkapital)	
negative Veränderungen: Lügen und Verheimlichung, Partnerschaftsprobleme, finanzielle Engpässe, Vernachlässigung von Ausbildung/Beruf. Unzuverlässigkeit, weniger soziale Kontakte	
(3) Pathologisches Stadium	
Kontrollverlust: Einmal angefangen, kann ich nicht aufhören zu spielen.	
Verlangen: In bestimmten Situationen spüre ich einen starken Drang zu spielen.	
Toleranzentwicklung: Ich spiele um immer größere Beträge.	
Weiterspielen trotz negativer Konsequenzen	
Exzessives Spielen: Ich spiele mehrere Stunden hintereinander.	
illegale Geldbeschaffung	
keine positive Wirkung mehr durch das Spielen, aber Überzeugung, auf Glücksspiel nicht verzichten zu können	

	Trifft auf mich zu ab (Jahreszahl)
Panikgefühle, Schuldgefühle	
erfolglose Abstinenzversuche	
Persönlichkeitsveränderung: Stimmungslabilität, Antriebsverlust. Emotionale Entfremdung von Familie und Freunden	

Harte oder weiche Glücksspiele?

P

Man unterscheidet zwischen sogenannten »harten« und »weichen« Glücksspielen:

Harte Glücksspiele definieren sich über
(1) die Ähnlichkeit zu Ihrem bisherigen Glücksspiel,
(2) die Höhe des Geldeinsatzes.

Bitte markieren Sie für jedes der aufgeführten »Spiele«, ob Sie es als für Sie persönlich »hartes« oder »weiches« Glücksspiel oder als Risikobereich bewerten.

	Hartes Spiel	Weiches Spiel	Risiko
Kasino: Roulette			
Automaten			
Pokern			
Sportwette			
Lotterien			
Preisausschreiben			
Call-In-Sendungen			
Ebay: Kaufen Festpreis			
Ebay: Kaufen Auktion mit Beobachten			
Ebay: Kaufen Auktion ohne Beobachten			
Ebay: Verkaufen Festpreis			
Ebay: Verkaufen Auktion			
Ebay: Verkaufen Auktion mit anderem Konto mitbieten			
Gesellschaftsspiel mit Gewinn			
Gesellschaftsspiel ohne Gewinn			
Gesellschaftsspiel mit Appell (z. B. Roulette, Spielgeld)			
Wetten mit Gewinn			
Wetten um die Ehre			
Riskantes Geschäftsverhalten			
Börsenspekulation			
An Wettbewerben teilnehmen			
Risikosportarten			

Kosten-Nutzen-Analyse

Nun haben Sie schon viel über Ihr Glücksspielen erfahren. Jetzt geht es darum, dass Sie sich zwei Fragen stellen und für sich beantworten:

(1) Inwiefern würde sich mein Leben bei Glücksspielabstinenz vorteilhaft verändern?
(2) Was wären die Vorteile durch unverändertes Glücksspielen?

Bitte tragen Sie die Ergebnisse Ihrer Überlegungen in der Vierfeldertafel ein.

	Vorteile von unverändertem Glücksspielen	**Vorteile von künftiger Glücksspielabstinenz**
Kurzfristig		
Langfristig		

AB 10 **Abwehrmechanismen** P

Geben Sie bitte zunächst für jeden der unten aufgeführten Lebensbereiche an, welche negativen Folgen Sie durch Ihr Glücksspielen erlebt haben. Erläutern Sie bitte dann für jede negative Folge, auf welche Weise Sie versucht haben, diese Folgen entweder zu verheimlichen (Vermeidungsstrategien) oder auf etwas anderes zu schieben (Ausreden).

Negative Folgen des Glücksspielens	Vermeidungsstrategie	Ausrede
körperliche Folgen		
soziale und berufliche Folgen		
psychische Folgen		
familiäre, partnerschaftliche Folgen		

Bitte beschreiben Sie Ihre Zielsetzung in möglichst konkreten Verhaltensweisen.

Glücksspielen
Kurzfristige Ziele:

....

....

Langfristige Ziele:

....

....

Finanzielle Reglungen
Kurzfristige Ziele:

....

....

Langfristige Ziele:

....

....

Gesundheit
Kurzfristige Ziele:

....

....

Langfristige Ziele:

....

....

Gefühle
Kurzfristige Ziele:

....

....

Langfristige Ziele:

....

....

Partnerschaft
Kurzfristige Ziele:

....

....

Langfristige Ziele:

....

....

Kinder
Kurzfristige Ziele:

....

....

Langfristige Ziele:

....

....

Soziales Umfeld
Kurzfristige Ziele:

....

....

Langfristige Ziele:

....

....

Freizeitgestaltung/Tagesstruktur
Kurzfristige Ziele:

....

....

Langfristige Ziele:

....

....

Beruf/Arbeit
Kurzfristige Ziele:

....

....

Langfristige Ziele:

....

....

Wohnung
Kurzfristige Ziele:

....

....

Langfristige Ziele:

....

....

Weiteres Ziel
Kurzfristige Ziele:

....

....

Langfristige Ziele:

....

....

Wenn Ihr Selbstwertgefühl überwiegend vom Gewinnen und Verlieren beim Glücksspiel abhängig ist, steht es auf »wackeligen Beinen«. Um eine stabile Abstinenz zu erreichen, ist es deshalb wichtig zu überprüfen, welche weiteren »Quellen« für ein stabiles Selbstwertgefühl es geben könnte.

In dem folgenden Kreis haben wir ein Beispiel dafür dargestellt, bei dem das Selbstwertgefühl überwiegend von Glücksspiel abhängig ist. In dem leeren Kreis »Aktuell« tragen Sie bitte ein, wie Ihre eigene Einschätzung aktuell ist. In den dritten Kreis »Zukünftig« tragen Sie bitte ein, wie es aussehen könnte, wenn Sie berücksichtigen, was Sie noch alles können.

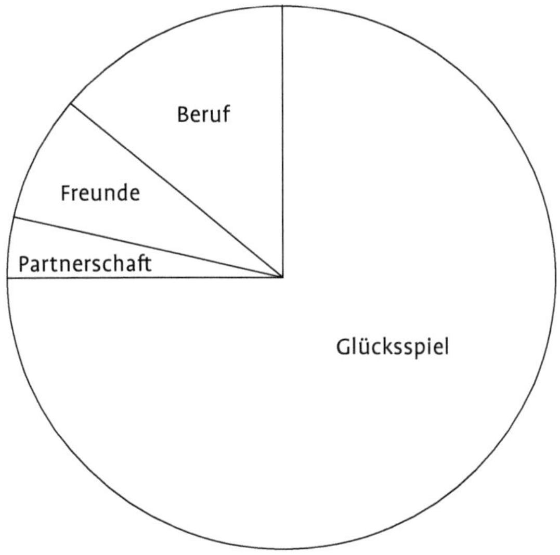

Aktuell

Zukünftig

Bitte tragen Sie unter der nachfolgenden Skala Ihre augenblicklichen Aktivitäten und neuen Vorhaben (roter Stift) nach dem Ähnlichkeitsgrad zum Glücksspielen in die jeweilige Spalte ein:

Hohe Ähnlichkeit	Mittlere Ähnlichkeit	Geringe Ähnlichkeit

Wie Sie wissen, gibt es viele verschiedene Situationen, die wieder zum Glücksspielen führen können. Diese Skala besteht deshalb aus zwei Teilen:

(1) Ihre Einschätzung, wie stark das Verlangen / die Versuchung in bestimmten Situationen werden könnte, wieder zu spielen;
(2) einer Einschätzung des Risikos, dass Sie in einer solchen Situation rückfällig werden und wieder spielen.

Im Folgenden finden Sie eine Auflistung von möglichen Risikosituationen. Lesen Sie jeden Satz sorgfältig durch und schätzen Sie dann für jede Situation Ihr Verlangen und Ihr Rückfallrisiko ein.
Bitte benutzen Sie folgende Skalierung:

0 = gar nicht
1 = schwach
2 = mittel
3 = stark
4 = sehr stark

	Verlangen/ Versuchung	Rückfallrisiko
(1) Ich befinde mich an einem Ort, an dem ich häufig gespielt habe.		
(2) Ich bin mit Leuten zusammen, mit denen ich häufig »gezockt« habe.		
(3) Ich habe gerade mein Gehalt bekommen.		
(4) Ich sehe dabei zu, wie andere spielen.		
(5) Ich gehe von der Arbeit nach Hause.		
(6) Es ist Freitagabend.		
(7) Ich bin auf einer Party.		
(8) Ich denke daran, wie es beim letzten Mal war, als ich spielte.		
(9) Ich rede mit jemandem darüber, wie es beim letzten Mal war.		
(10) Mir ist langweilig.		
(11) Ich fühle mich großartig.		
(12) Ich treffe einen bekannten Freund aus der Spielerszene.		
(13) Ich trinke Alkohol.		
(14) Ein Bekannter bittet mich, mit zum Spielen zu kommen.		
(15) Ich bin traurig.		
(16) Ich erinnere mich daran, vom Spielen »berauscht« zu sein.		
(17) Ich bin ärgerlich.		

	Verlangen/ Versuchung	Rückfallrisiko
(18) Ich bin im Stress.		
(19) Ich fühle mich schuldig.		
(20) Ich habe gerade mit meiner Abstinenz gebrochen und einen kleinen Betrag bei einem Glücksspiel eingesetzt (Wahrscheinlichkeit des Weitermachens).		
(21) Ich gehe gerade los zur Arbeit.		
(22) Ich bin müde.		
(23) Ich bin frustriert.		
(24) Ich hatte gerade einen Traum, wo es ums Spielen ging.		
(25) Ich schaue mir gerade eine Sportveranstaltung an.		
(26) Ich ziehe mich an, um auszugehen.		
(27) Ich stehe auf der Arbeit unter Druck.		
(28) Ich ärgere mich über meinen Partner/meine Partnerin.		
(29) Mein/e (Ehe-)Partner/in nörgelt wegen der finanziellen Schwierigkeiten an mir rum.		
(30) Meine Familie nörgelt an mir rum.		
(31) Man hat mir gerade einen Rückfall nachgewiesen, den ich verheimlichen wollte.		
(32) Ich habe nichts getan und trotzdem hält man mir einen Rückfall vor.		
(33) Ich sehe mir einen Film an, in dem »gezockt« wird.		
(34) Ich habe Angst.		
(35) Ich fühle mich ungerecht behandelt.		
(36) Jemand kritisiert mich.		
(37) Ich habe seit langem nicht mehr gespielt.		
(38) Ich bin sehr angespannt.		
(39) Jemand, der mir viel bedeutet, ist schwer krank.		
(40) Ich habe das Gefühl, eine schwere Last zu tragen.		
(41) Ich bin in einer Kneipe und amüsiere mich gut.		
(42) Ich habe Streit mit meiner Familie.		
(43)		
(44)		
(45)		

Verlangen nach Glücksspiel

P

In der Zukunft kann es Ihnen passieren, dass Sie großes Verlangen bekommen, wieder mit dem Glücksspiel zu beginnen. Deswegen ist es notwendig, sich im Vorfeld zu überlegen, für was es sich lohnt, weiter glücksspielabstinent zu bleiben, oder auch was Sie verlieren könnten, wenn Sie wieder mit dem Glücksspiel beginnen.

Notieren Sie sich kurze Sätze, die Ihnen helfen könnten, wenn das Verlangen nach Glücksspiel sehr groß wird.

Beispiele:

- Wenn du jetzt gehst, verlierst du alles – auch deine Tochter.
- Sprich mit jemandem! Telefon Freundin: ....

Meine Hilfekarte

Es ist noch kein Meister vom Himmel gefallen. Viele Betroffene können ihre Abstinenz nicht im ersten Anlauf für immer konsequent einhalten. Diese Vereinbarung soll dazu beitragen, dass Sie im Falle einer einmaligen Übertretung der Glücksspielabstinenz nicht in Ihr früheres, pathologisches Glücksspielverhalten zurückfallen, sondern möglichst schnell wieder zur Einhaltung der Abstinenz zurückfinden.

Im Moment eines Rückfalls ist es von entscheidender Bedeutung, dass Sie und Ihr Umfeld an einem Strang ziehen. Es empfiehlt sich daher dringend, dass Sie sich mit Ihren wichtigsten Bezugspersonen auf ein gemeinsames Vorgehen bei einem Rückfall verständigen. Was soll unternommen werden, falls es zu einem Rückfall kommt?

Meine Notfallkarte
Ich habe mit .... folgende Schritte für den Fall einer Übertretung meiner angestrebten Abstinenz von bestimmten Glücksspielen, und sei sie noch so klein, vereinbart. **Ich erkläre, dass ich …** (1) … die kritische Situation schnellstmöglich verlassen werde. (2) … mich sofort mit ...., Telefon ...., beraten werde. (3) Dabei werden wir zunächst keine Ursachenforschung betreiben, sondern uns darauf konzentrieren, wie ich meine Glücksspielabstinenz wieder möglichst rasch stabilisieren kann.

Hier finden Sie weitere Informationen über Glücksspiel und seine Behandlung.

- ▶ Dostojewski, Fjodor (2007). Der Spieler. München: dtv.
- ▶ Füchtenschnieder, Ilona & Petry, Jörg (2008). Game over – Ratgeber für Glücksspieler und ihre Angehörigen. Freiburg: Lambertus.
- ▶ Grüsser, Sabine M. & Thalemann, Ralf. (2008). Computerspielsüchtig? Rat und Hilfe für Eltern. Bern: Huber.
- ▶ Grüsser, Sabine M. & Albrecht, Urike (2007). Rien ne va plus – wenn Glücksspiele Leiden schaffen. Göttingen: Huber.
- ▶ Jocobs, Rayda (2009). Bekenntnisse einer Spielerin. München: btb.
- ▶ Trojan, M. (2010). Wer gewinnt, wenn Du verlierst? Das Buch gegen die Spielautomatensucht. Leipzig: Engelsdorfer Verlag.
- ▶ Schuller, Alexander (2007). Jackpot. Aus dem Leben eines Spielers. Köln: Lübbe.
- ▶ Wolker, Chris & Kolliztus, Helmut (2008). Call-in-TV. Angelockt und abgezockt. Sind Sie süchtig? Selbsttest für Spieler und Angehörige. Litis Press.

Wählen Sie eins der genannten Bücher aus und machen Sie sich einen Zeitplan für die Lektüre. Bewerten Sie abschließend den Nutzen der Lektüre für Sie:

Mein Leseplan

Beginn: .... Ende: ....

Wichtige Erkenntnisse:

....

....

....

....

....

....

....

....

....

....

....

12 Raucherentwöhnung

Hintergrund

Studien weisen auf eine zwei- bis dreifach erhöhte Raucherrate unter Patientinnen in psychotherapeutischer Behandlung hin. Insbesondere stationäre Behandlungsaufenthalte stellen ein ideales motivationales Zeitfenster für die Teilnahme an einer Raucherentwöhnung dar. Allerdings befinden sich die Betroffenen diesbezüglich in unterschiedlichen Veränderungsphasen:

(1) **Precontemplation.** Die Betroffenen erleben Druck von außen, ihr Rauchen aufzugeben, sind hierzu aber selbst nicht bereit.

(2) **Contemplation.** Die Betroffenen sind innerlich hin- und hergerissen zwischen dem Wunsch, weiterzurauchen, und aufzuhören.

(3) **Action.** Die Betroffenen haben sich entschieden, mit dem Rauchen aufzuhören bzw. bereits damit begonnen.

(4) **Maintenance.** Die Betroffenen haben ihr Rauchen erfolgreich eingestellt, sehen sich aber immer wieder mit Versuchungssituationen und Rückfällen konfrontiert.

Gruppentherapie stellt ein besonders ökonomisches Angebot zur Raucherentwöhnung dar.

Indikation

Raucherinnen in allen Veränderungsphasen. Es ist dabei unerheblich, ob die Gruppe als Stand-alone-Maßnahme ausschließlich zur Raucherentwöhnung oder als Add-on-Maßnahme für Raucherinnen im Rahmen eines anderweitigen Therapieprogramms angeboten wird.

Inhaltliche Schwerpunkte

- kritische Auseinandersetzung mit dem eigenen Rauchverhalten
- Aufbau von Abstinenzmotivation
- systematische Vorbereitung auf den Rauchstopp (Tag X)
- Einsatz von Nikotinersatz
- Rückfallprävention
- Umgang mit Rückfällen

Benötigte Materialien

- CO-Messgerät
- Nikotinersatzprodukte (Nikotinpflaster und Nikotinkaugummi)

Empfohlene Durchführungsvariante

Variante 2 und 3.

Die einzelnen Arbeitsblätter des Teilnehmerheftes sind entsprechend den vier Veränderungsphasen geordnet. Zur Vermeidung von Überforderung oder Widerstand ist daher entscheidend, dass jede Teilnehmerin mit den ihrer Veränderungsphase entsprechenden Arbeitsblättern beginnt.

Therapeutische Tipps

- Die Arbeitsmaterialien sind auf die Erreichung von vollkommener Rauchfreiheit (Nikotinabstinenz) orientiert, da sich bei Raucherinnen der gesundheitliche Nutzen von lediglich einer deutlichen Reduktion der täglich gerauchten Zigaretten als fraglich erwiesen hat.
- Der massive Einsatz von Nikotinersatz (Pflaster und Kaugummi) erhöht die Erfolgsaussichten der Teilnehmerinnen deutlich.

- Spaß und Erfolgserlebnisse haben in der Raucherentwöhnung Vorrang, da die kritische Auseinandersetzung mit dem eigenen Rauchverhalten von den meisten Betroffenen als aversiv, zumindest aber anfangs nicht als verstärkend erlebt wird.
- Die unterschiedlichen Phasen, in der sich die Teilnehmerinnen hinsichtlich der Auseinandersetzung mit ihrer Tabakabhängigkeit befinden, sind unbedingt zu beachten: Ambivalente Teilnehmerinnen sollten nicht mit Änderungsappellen überfordert werden, sondern ausreichend Raum erhalten, das Für und Wider einer Veränderung abzuwägen. Dagegen sollten Teilnehmerinnen mit eindeutigem Änderungswillen zügig mit konkreten Therapieaufgaben bedacht werden, damit ihre Änderungskompetenz im Verlauf von ausreichender Übung auch tatsächlich hinreichend gesteigert werden kann. Und schließlich sollte bei einem Rückfall in der Therapie nicht wieder von vorn begonnen werden, sondern die Behandlungsinhalte sich auf die Überwindung des Rückfalls und die Verhinderung künftiger Rückfälle konzentrieren.
- Rückfälle haben immer Vorrang, da sie die Glaubwürdigkeit der Behandlung infrage stellen und die bisher erreichten Veränderungsfortschritte zu unterminieren drohen. Insofern ist zu Beginn jeder Gruppensitzung durch die Therapeutin nach Rückfällen oder Beinaherückfällen zu fragen.
- Bei Rückfällen nach Beendigung der Gruppe sollte eine kurzfristige Rückkehr in die Gruppe zur Bewältigung und Beendigung des Rückfalls möglich sein.

Therapiemanuale

- Batra, A. & Buchkremer, G. (2017). Nichtrauchen! Erfolgreich Aussteigen in sechs Schritten (6. Aufl.). Stuttgart: Kohlhammer.
- Kröger, C.B. & Lohmann, B. (2007). Tabakkonsum und Tabakabhängigkeit. Göttingen: Hogrefe.
- Bundeszentrale für gesundheitliche Aufklärung (2020). www.rauchfrei-programm.de [01.10.2020].

Arbeitsmaterial

AB 1 Los geht's! Oder auch nicht?

Das Arbeitsblatt dient der Vorbereitung auf die erste Gruppenstunde, indem die Teilnehmerinnen reflektieren, in welcher Veränderungsphase sie sich befinden und was sie entsprechend in der Gruppe für sich erreichen wollen.

INFO 1 Informationen sammeln – »Raucher-Kalender«

Das Informationsblatt erläutert die Bedeutung des gewissenhaften Führens eines Raucher-Kalenders, in den die Anzahl der gerauchten Zigaretten pro Tag und der CO-Wert (Kohlenmonoxidgehalt in der Atemluft) eingetragen werden.

AB 2 Informationen sammeln – Rauchmenge und CO-Wert

Mithilfe der Eintragungen im Raucher-Kalender (INFO 1) können die Teilnehmerinnen sehen, wie sich ihr Rauchverhalten bzw. später ihr Rauchstopp auf den Kohlenmonoxidgehalt in ihrer Atemluft auswirkt.

AB 3 Informationen sammeln – Wie stark ist meine Tabakabhängigkeit?

Auf diesem Arbeitsblatt werden zunächst vier Stärken der Tabakabhängigkeit beschrieben. Die Teilnehmerinnen werden daraufhin gebeten, ihre Selbsteinschätzung zur Stärke ihrer Tabakabhängigkeit mit der Fremdeinschätzung durch Außenstehende zu vergleichen.

INFO 2 Informationen sammeln – Nikotinersatzprodukte

Auf diesem Informationsblatt wird über den Nutzen von Nikotinersatzprodukten zur Unterstützung der Raucherentwöhnung informiert.

AB 4 Gute Entscheidung – meine Entscheidungswaage
Zur kritischen Auseinandersetzung mit ihrer Änderungsambivalenz werden die Teilnehmerinnen auf diesem Arbeitsblatt gebeten, ihre persönlich stichhaltigen Gründe für oder gegen einen Rauchstopp aufzuführen.

INFO 3 Gute Entscheidung – positive Folgen von Tabakabstinenz
Das Informationsblatt enthält die wichtigsten sofortigen und langfristigen positiven Auswirkungen eines Rauchstopps, die unabhängig von der Schwere und der Dauer des früheren Rauchens sind.

AB 5 Gute Entscheidung – die angenehmen Seiten des Rauchens
In diesem Arbeitsblatt listen die Teilnehmerinnen für verschiedene Lebensbereiche auf, worin die angenehme Wirkung des Rauchens für sie bestand und wie schwer es für sie sein wird, auf diese zu verzichten.

AB 6 Gute Entscheidung – Selbstbeobachtung typischer Rauchsituationen
Mithilfe dieses Arbeitsblatts können Teilnehmerinnen typische Rauchsituationen auf ihre situativen externen (sog. Trigger) und internen Bestandteile (z. B. Gedanken, Gefühle, körperliche Empfindungen) hin untersuchen, um mögliche Ansatzpunkte zu ihrer Überwindung abzuleiten.

AB 7 Gute Ausrüstung –Tag X
In diesem Arbeitsblatt legen die Teilnehmerinnen Ihren sogenannten »Tag X« fest, an dem sie nicht mehr rauchen werden, und bestimmen, gegenüber wem aus ihrem Umfeld sie sich diesbezüglich verpflichten wollen.

AB 8 Gute Ausrüstung – Tipps und Tricks bei Verlangen
Das Arbeitsblatt enthält eine Liste von Tricks und Tipps von erfolgreichen Exraucherinnen, die ihnen geholfen haben, das Verlangen nach einer Zigarette in der Anfangszeit zu überstehen. Die Teilnehmerinnen können hier ankreuzen, welche sie selbst einsetzen wollen.

AB 9 Gute Ausrüstung – mein Umgang mit Verlangen
In diesem Arbeitsblatt entwickeln die Teilnehmerinnen für verschiedene persönlich relevante Situationen ihre individuelle Bewältigungsstrategie und dokumentieren den erlebten Nutzen ihrer Anwendung.

INFO 4 Gute Ausrüstung – Keine Panik wegen Gewichtszunahme!
Sehr viele Raucherinnen befürchten eine massive Gewichtszunahme bei einem Rauchstopp. Das Informationsblatt verdeutlicht, dass tatsächlich in der Regel lediglich eine vorübergehende moderate Gewichtszunahme von wenigen Kilos erfolgt, und zeigt Wege zur Gegensteuerung auf.

AB 10 Erste Etappe – Sport tut gut
Das Arbeitsblatt enthält eine Liste von körperlichen Betätigungsmöglichkeiten zur Verringerung des Verlangens nach einer Zigarette in der Anfangszeit. Um die Wahrscheinlichkeit zu erhöhen, dass sich die Teilnehmerinnen zu einigen Aktivitäten durchringen können, kreuzen sie zunächst für alle Aktivitäten an, für wie leicht durchführbar sie sie halten. Danach kreuzen sie jeweils an, wie sehr sie zur Durchführung bereit sind.

AB 11 Erste Etappe – mein persönliches Trainingsprogramm
In diesem Arbeitsblatt entscheiden sich die Teilnehmerinnen verbindlich dafür, welche sportlichen Aktivitäten sie während der Behandlung und in der Zeit unmittelbar danach regelmäßig durchführen wollen.

AB 12 Erste Etappe – Unterstützung durch andere
In diesem Arbeitsblatt überlegen die Teilnehmerinnen, wie ihre Bezugspersonen sie bei ihrem Rauchstopp unterstützen können.

AB 13 Erste Etappe – Das lass' ich mir jetzt nicht mehr nehmen!
Auf diesem Arbeitsblatt notieren die Teilnehmerinnen, welche positiven Konsequenzen sie in den ersten Tagen seit ihrem Rauchstopp bei sich feststellen konnten.

AB 14 Erste Etappe – Ich bin stolz und zufrieden
Das Arbeitsblatt dient der Vorbereitung eines kleinen Vortrags in der nächsten Gruppensitzung darüber, in welcher Hinsicht sie bei ihrem Rauchstopp stolz und zufrieden mit sich sind.

AB 15 Rückfallprävention – mögliche Ausrutscher
Das Arbeitsblatt enthält eine Liste von 43 möglichen Rückfallsituationen. Die Teilnehmerinnen schätzen für jede dieser Situationen ein, für wie hoch sie ihr persönliches Rückfallrisiko halten.

AB 16 Rückfallprävention – ein typischer Rückfallverlauf
Mithilfe dieses Arbeitsblatts analysieren die Teilnehmerinnen einen Rückfall entsprechend dem sozial-kognitiven Rückfallmodell von Marlatt und Gordon (1986). Erläuterungen zu den Bestandteilen von Rückfällen finden sich bei Lindenmeyer (2018).

AB 17 Rückfallprävention – Genießen statt Rauchen
Um die erste Zeit des Nichtrauchens nicht nur als unangenehmen Kampf zu erleben, suchen die Teilnehmerinnen auf diesem Arbeitsblatt gezielt nach Genussmöglichkeiten ohne Zigarette und nach Möglichkeiten der positiven Selbstverstärkung für ihr Nichtrauchen.

AB 18 Rückfallprävention – Vorstellungsbilder entwerfen
Im Sinn von sogenanntem »Mentalen Training« entwickeln die Teilnehmerinnen mit diesem Arbeitsblatt eine möglichst negative Vorstellung von ihrem bisherigen Rauchverhalten und eine möglichst positive Vorstellung von ihrer Zukunft als Nichtraucherinnen.

AB 19 Rückfallprävention – Notfallkarte
Die Teilnehmerinnen notieren stichpunktartig ihr Vorgehen, wie sie einen Rückfall sofort wieder stoppen können, auf einem Kärtchen, das sie künftig immer bei sich tragen.

AB 20 Literatur
Hier finden Teilnehmerinnen Anregungen für ein vertieftes Selbststudium und können ihre dabei gewonnenen Erkenntnisse dokumentieren.

Name: ....

Raucherentwöhnung

Teilnehmermaterialien

Sehr geehrte, sehr geehrter Patient*in,

herzlichen Glückwunsch zu Ihrem Entschluss, an der Therapiegruppe »Raucherentwöhnung« teilzunehmen!

Auf dem Weg zum Nichtrauchen können sich die Teilnehmerinnen und Teilnehmer an ganz unterschiedlichen Punkten befinden:

- Manche sehen für sich eigentlich keinen zwingenden Grund, das Rauchen aufzugeben, sie werden aber von ihrem Umfeld immer wieder darauf angesprochen oder sogar »gedrängt«.
- Manche haben für sich erkannt, dass es sinnvoll ist, das Rauchen aufzugeben – wissen aber nicht, wie sie es anstellen sollen.
- Manche haben sich mit dem Nichtrauchen konkret auseinandergesetzt und fangen an, schrittweise Veränderungen zu planen und erste Schritte umzusetzen.
- Schließlich gibt es auch manche Teilnehmerinnen und Teilnehmer, die das Rauchen bereits ganz oder zeitweilig aufgeben konnten und nun verhindern wollen, in alte Gewohnheiten zurückzufallen bzw. einen erneuten Anlauf machen wollen.

Für jeden dieser vier »Typen« möchten wir Ihnen im Folgenden ein individuelles Programm vorstellen, das Sie sich in diesem Arbeitsheft dann selbst bzw. mit unserer Unterstützung zusammenstellen können.

Wir wünschen Ihnen hierbei viel Erfolg!

AB 1 **Los geht's! Oder auch nicht?** P

Wenn Sie vorhätten, eine Bergwanderung zu einem Gipfel in 2000 m Höhe zu machen, würden Sie dann einfach in Badeschlappen und kurzen Hosen loslaufen? Vermutlich nicht, weil eine solche Tour einer gewissen Planung, Vorbereitung und Ausrüstung bedarf.

Das Gleiche möchten wir Ihnen in Bezug auf die von Ihnen angestrebte Veränderung Ihres Rauchverhaltens vorschlagen. Hierbei gibt es insgesamt fünf Phasen, von denen Sie, je nachdem, welchem »Veränderungstyp« Sie angehören, alle oder nur bestimmte Phasen durchlaufen sollten:

- ☐ Phase 0: Informationen sammeln.
- ☐ Phase 1: Wie komme ich zu einer »guten Entscheidung«?
- ☐ Phase 2: Die Entscheidung steht – Welche Ausrüstung brauche ich?
- ☐ Phase 3: Die ersten Etappen – Mit der richtigen Einstellung geht es leichter als gedacht.
- ☐ Phase 4: Geschafft – Die Zuversicht wächst! Ich genieße die neue Erfahrung und bewältige kleinere Rückschläge.

Zur Vorbereitung der ersten Gruppenstunde kreuzen Sie bitte zunächst gemeinsam mit Ihrer Therapeutin bzw. Ihrem Therapeuten auf dem Begrüßungsblatt an, welcher Veränderungstyp am ehesten auf Sie zutrifft.

Kreuzen Sie dann bitte gemeinsam auf dieser Seite an, welche Veränderungsphase Sie bei der Raucherentwöhnung durchlaufen sollten.

INFO 1 Informationen sammeln – »Raucher-Kalender« P

Die wichtigste Maßnahme zur Raucherentwöhnung ist das gewissenhafte Führen eines sogenannten »Raucher-Kalenders«. Ein Raucher-Kalender hat zwei Funktionen:

(1) Erhebung der wichtigsten Rauchsituationen, um sich gezielt auf den Zigarettenverzicht in diesen Situationen vorbereiten zu können.
(2) Dokumentation der Erfolge bei der Veränderung des Zigarettenkonsums zur Selbstbestätigung.

Am wirkungsvollsten ist es, wenn Sie Ihren Raucher-Kalender zu diesem Zweck ständig bei sich tragen und Ihre Eintragungen unmittelbar beim Rauchen machen. Denn nur eine zeitnahe Protokollierung jeder Zigarette bringt Ihnen neue Erkenntnisse über Ihr Rauchverhalten. Außerdem nimmt häufig schon allein dadurch die tägliche Zigarettenzahl etwas ab.

Notieren Sie bitte bei jeder Zigarette auch den Ort bzw. die Tätigkeit, bei der Sie geraucht haben. Am Ende des Tages zählen Sie bitte die Anzahl der Zigaretten pro Tag zusammen und übertragen diese in das nächste Blatt.

Wichtig

Falls die Möglichkeit zur Messung des Kohlenmonoxidgehalts in Ihrer Atemluft (sog. CO-Messung) besteht, so sollten Sie die Messergebnisse ebenfalls in Ihren Kalender eintragen. Die CO-Werte sinken sehr schnell nach einem Rauchstopp und können Sie daher in Ihren Abstinenzbemühungen unterstützen.

AB 2 Informationen sammeln – Rauchmenge und CO-Wert

P

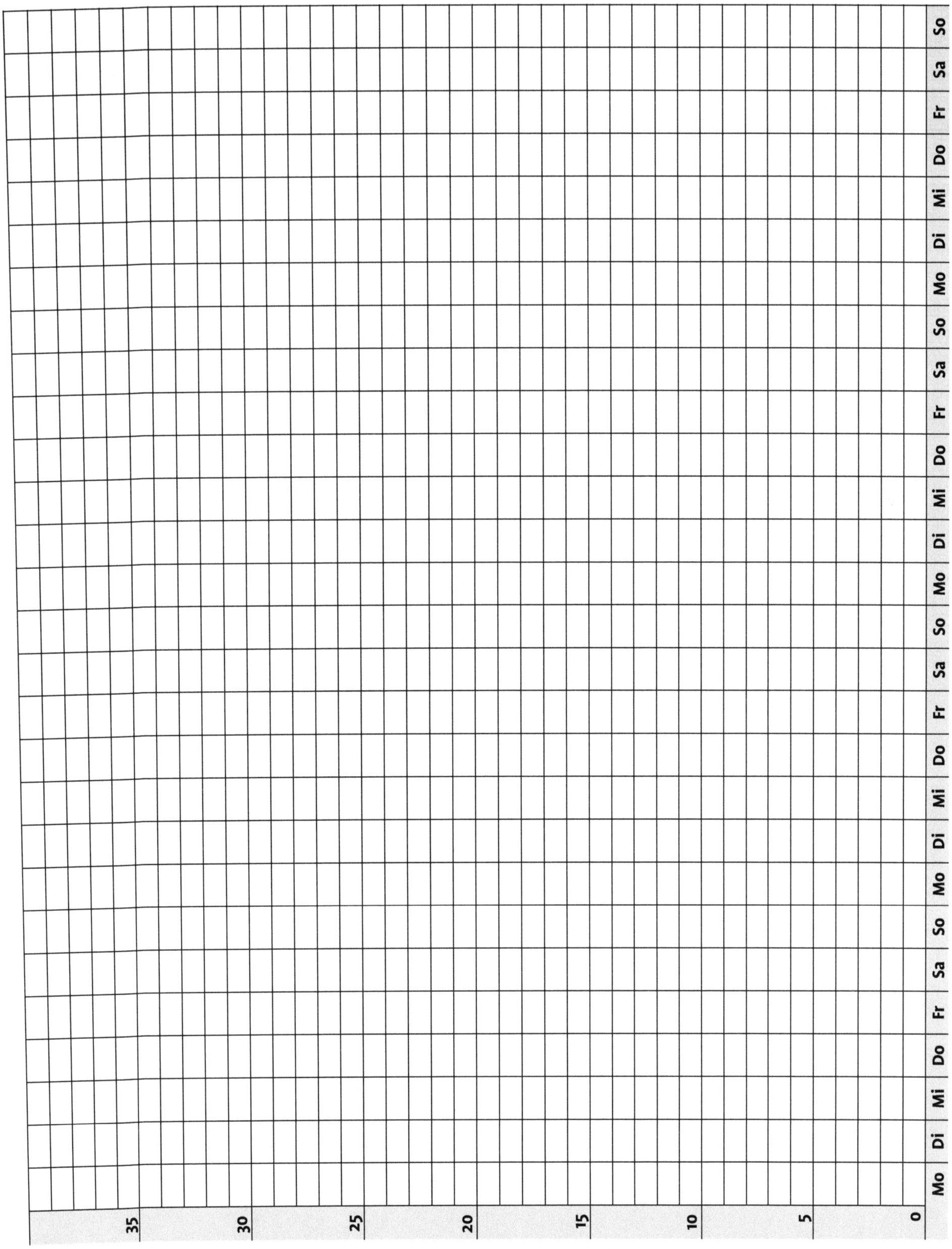

AB 3 **Informationen sammeln – Wie stark ist meine Tabakabhängigkeit?** P

Man unterscheidet Raucher nach der Stärke ihrer Abhängigkeit, die jeweils unterschiedlicher Schwerpunkte in der Behandlung bedürfen. Unter anderem kann man die Schwere der Abhängigkeit an der Zahl der täglich gerauchten Zigaretten erkennen und daran, wie schnell nach dem Aufstehen die erste Zigarette geraucht wird.

Geringe Abhängigkeit. Sie rauchen wenig und nur bei besonderen Gelegenheiten. Oft gelingt es Rauchern in diesem Stadium noch, durch einfache Willensentscheidung auf das Rauchen zu verzichten, aber auch für Sie kann die Teilnahme an der Gruppe »Raucherentwöhnung« hilfreich sein, Ihren Vorsatz erfolgreich umzusetzen.

Mittlere Abhängigkeit. Die Teilnahme an der Gruppe »Raucherentwöhnung« ist eine ideale Gelegenheit, um langfristig abstinent zu bleiben.

Starke Abhängigkeit. Wir empfehlen Ihnen sehr, Ihre Abstinenz zusätzlich durch Nikotinersatztherapie (Pflaster) zu unterstützen. Nutzen Sie die Gruppe »Raucherentwöhnung« besonders intensiv!

Sehr starke Abhängigkeit. Hier gilt unbedingt der Einsatz von Nikotinpflastern. Lassen Sie sich nie entmutigen, suchen Sie die Unterstützung durch andere Gruppenmitglieder und die Therapeuten bzw. Therapeutinnen. Auch Sie können die Abhängigkeit von Zigaretten überwinden!

Bitte kreuzen Sie jetzt an, wie schwer Sie Ihre Tabakabhängigkeit einschätzen, und begründen Sie Ihre Meinung. Dann bitten Sie Ihren Therapeuten bzw. Ihre Therapeutin oder Ihren Arzt bzw. Ihre Ärztin um eine begründete Einschätzung der Schwere Ihrer Abhängigkeit.

Selbsteinschätzung	Fremdeinschätzung
☐ geringe Abhängigkeit ☐ mittlere Abhängigkeit ☐ starke Abhängigkeit ☐ sehr starke Abhängigkeit *Begründung*:	☐ geringe Abhängigkeit ☐ mittlere Abhängigkeit ☐ starke Abhängigkeit ☐ sehr starke Abhängigkeit *Begründung*:

Welche Nikotinersatzprodukte gibt es?
Nikotinersatzprodukte gibt es in verschiedenen Stärken als Pflaster, Kaugummis, Lutschtabletten, Sublingualtabletten (Microtabs) oder Nasenspray.

Wie wirken die verschiedenen Nikotinersatzprodukte?

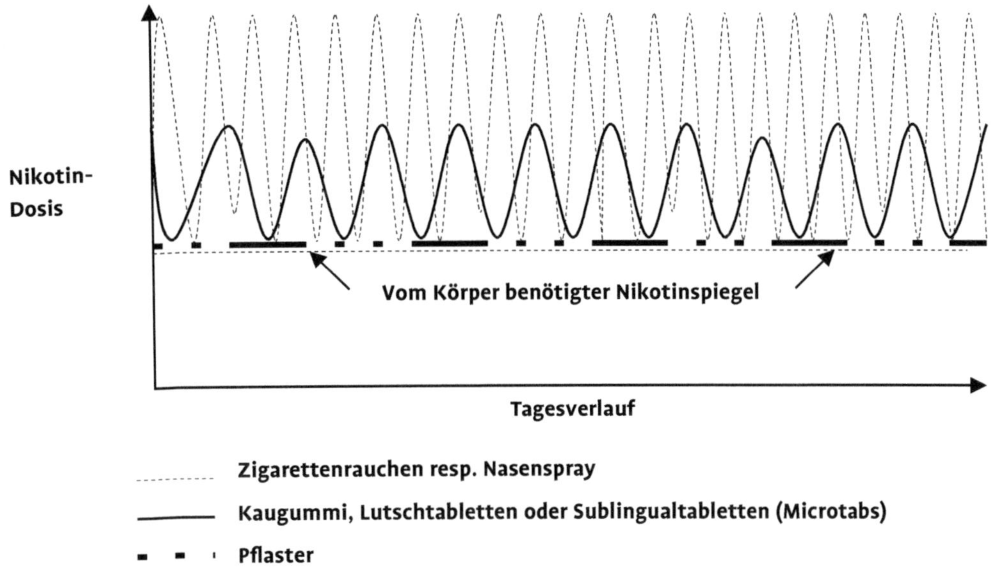

Das Nikotinpflaster hat den Vorteil, dass es kontinuierlich Nikotin in den Blutkreislauf abgibt, sodass ein konstanter Nikotinpegel im Blut erreicht wird. Es stellt daher die Basisbehandlung dar. Wer zusätzlich noch in besonders kritischen Situationen kurzfristig Unterstützung haben möchte, sollte zusätzlich Nikotinkaugummis, Tabletten oder Nikotinspray verwenden.

Wie und wo bekomme ich Nikotinersatzprodukte?
Sie erhalten Nikotinersatzprodukte grundsätzlich nur in Apotheken. Nikotinersatzprodukte kosten ungefähr gleich viel wie die entsprechende Menge Zigaretten. Die Verwendung von Nikotinersatzprodukten sollte unbedingt mit Ihrer Ärztin bzw. Ihrem Arzt abgesprochen sein.

Welche Dosierung soll mein Nikotinpflaster haben?
Nikotinpflaster gibt es in der Dosierung *30* (entspricht einem regelmäßigen Konsum von 30 Zigaretten täglich), *20* (entspricht 20 Zigaretten täglich) und *10* (entspricht 10 Zigaretten täglich). Die Pflasterstärke sollte mindestens eine Woche beibehalten werden, bis auf die nächsttiefere Dosierung gewechselt wird. Die Pflaster sollten nicht zerschnitten werden. Man klebt täglich ein Pflaster auf und belässt es 16 bis 24 Stunden (wenn Sie früher gleich nach dem Aufstehen geraucht haben) auf der Haut. Beim Schwimmen, Sport, Duschen oder Baden kann das Pflaster kurzzeitig entfernt werden (schlecht haltendes Pflaster mit zusätzlichem Heftpflaster fixieren).

Gibt es Nebenwirkungen?
Es können durch das Pflaster hervorgerufene Hautreaktionen auftreten. Weitere Nebenwirkungen können durch das Nikotin selbst verursacht werden und gleichen denjenigen, die durch übermäßiges Rauchen auch auftreten können. In diesem Fall sollte die Dosis des Nikotinersatzprodukts verringert werden. Die Wahrscheinlichkeit hierfür ist jedoch aufgrund der ausgeprägten Nikotintoleranz bei Rauchern sehr gering.

AB 4 **Gute Entscheidung – meine Entscheidungswaage** P

Welche Argumente spielen für Sie persönlich eine entscheidende Rolle bei der Überlegung: Weiterrauchen oder Aufhören?

Notieren Sie bitte Ihre jeweiligen Argumente und versuchen Sie jedes einzelne Argument auf einer Skala zu gewichten von **0** = »überhaupt nicht wichtig für mich« bis **10** = »sehr wichtig für mich«.

Meine Argumente, die für das Weiterrauchen und gegen das Aufhören sprechen

Meine Argumente, die für das Aufhören und gegen das Weiterrauchen sprechen

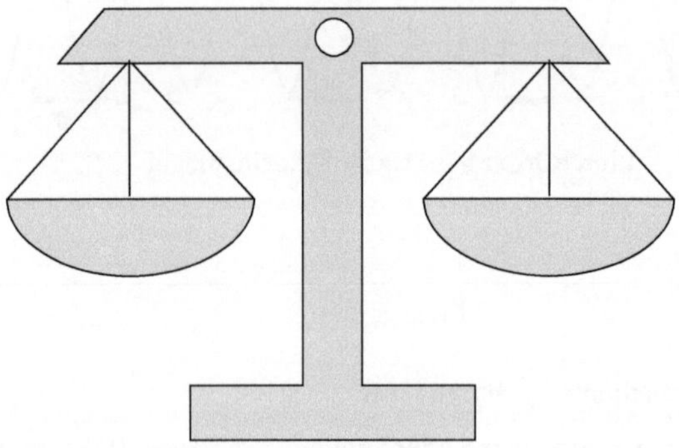

....

....

....

....

....

....

....

....

....

....

....

....

....

INFO 3 Gute Entscheidung – positive Folgen von Tabakabstinenz

P

- **Nach 20 Minuten:** Blutdruck und Puls sinken auf Normalwerte. Die Temperatur der schlechter durchbluteten Hände und Füße steigt an.
- **Nach 8 Stunden:** Der Kohlenmonoxidgehalt im Blut sinkt, der Sauerstoffgehalt im Blut normalisiert sich wieder.
- **Nach 24 Stunden:** Das Herzinfarktrisiko (plötzlicher Herztod) sinkt.
- **Nach 48 Stunden:** Regenerierung der geschädigten Nervenendigungen. Der Geruchs- und Geschmackssinn erholen sich. Sie können das Leben wieder intensiver genießen.
- **Nach 2–3 Wochen:** Der Kreislauf stabilisiert sich. Die Lungenfunktion bessert sich um ca. 30 Prozent.
- **Nach 1–9 Monaten:** Der Raucherhusten hört auf. Die Lunge und Bronchien reinigen sich. Die Nasenhöhlen sind nicht mehr verstopft. Die Anfälligkeit für Infektionskrankheiten geht zurück. Die körperliche Leistungsfähigkeit steigert sich.
- **Nach 1 Jahr:** Das Risiko, an einem Herz-Kreislauf-Leiden zu erkranken, hat sich um 50 Prozent reduziert.
- **Nach 5 Jahren:** Die Gefahr, an Lungenkrebs zu erkranken, hat sich um 50 Prozent reduziert.
- **Nach 10 Jahren:** Das Lungenkrebs-Risiko ist nicht mehr größer als bei Nichtrauchern.
- **Nach 15 Jahren:** Der Körper erreicht wieder den Zustand eines Menschen, der nie geraucht hat.

Wichtig

All dies tritt ein – unabhängig davon, wie stark und wie lange man zuvor geraucht hat!

Gute Entscheidung – die angenehmen Seiten des Rauchens

P

Lebensbereich	Welche angenehme Wirkung hat für Sie persönlich das Rauchen? Nennen Sie konkrete Beispiele.	Bitte kreuzen Sie an, wie wichtig für Sie die angenehme Wirkung des Rauchens in diesem Lebensbereich war.						Kreuzen Sie bitte an, für welche Bereiche Sie Unterstützung wünschen.
Arbeitsleistung		sehr wichtig			nicht wichtig			
		1	2	3	4	5	6	
Umgang mit Arbeitskollegen/Vorgesetzten		sehr wichtig			nicht wichtig			
		1	2	3	4	5	6	
Freizeitgestaltung		sehr wichtig			nicht wichtig			
		1	2	3	4	5	6	
Sexualität		sehr wichtig			nicht wichtig			
		1	2	3	4	5	6	
Geselligkeit (Freunde/Bekannte)		sehr wichtig			nicht wichtig			
		1	2	3	4	5	6	
Seelische Belastungen		sehr wichtig			nicht wichtig			
		1	2	3	4	5	6	
Körperliche Probleme		sehr wichtig			nicht wichtig			
		1	2	3	4	5	6	
Ärger/Aggressionen		sehr wichtig			nicht wichtig			
		1	2	3	4	5	6	
Schlaf		sehr wichtig			nicht wichtig			
		1	2	3	4	5	6	

Wichtig

Zufriedene Abstinenz ist dann möglich, wenn diese Situationen auch ohne diese angenehme Wirkung bewältigt werden. Wenn Ihnen irgendwelche Fragen bei der Beschäftigung mit den angenehmen Wirkungen des Nikotins eingefallen sind, sollten Sie diese in der nächsten Gruppensitzung nennen.

AB 6 **Gute Entscheidung – Selbstbeobachtung typischer Rauchsituationen** P

Situation			Reaktion			
Wo?	**Wann?**	**Was geschah?**	**Was spüre ich körperlich?**	**Was denke ich?**	**Was fühle ich?**	**Was tue oder sage ich?**
Terrasse	*12:45 Uhr nach dem Mittagessen*	*Hole mir einen Kaffee und setze mich zu Mitpatienten an den Tisch*	*Leichte innere Unruhe*	*»Ah, erst mal gemütlich eine rauchen«*	*Angenehmes Gefühl, Vorfreude*	*Nehme mir eine Zigarette aus der Schachtel und biete den anderen eine an*

Mein Tag X:

Ich werde ab dem ....

keine Zigarette mehr anrühren!

Unterschrift: ....

Herr / Frau ....
wird mich dabei unterstützen.

Folgende Personen wissen von meinem Entschluss:

- Partner / in ☐
- Gruppe ☐
- Therapeut / in ☐
- Zimmernachbar / in ☐
- Familie / Freunde ☐

Gute Ausrüstung – Tipps und Tricks bei Verlangen

P

Nachfolgend sind einige Tipps und Tricks aufgeführt, die Ex-Rauchern geholfen haben, ihr Verlangen nach einer Zigarette zu überstehen. Es besteht natürlich keine Garantie, dass es bei Ihnen funktioniert, aber vielleicht ist eine Methode dabei, die es auch Ihnen erleichtert, mit dem Verlangen nach einer Zigarette gerade in den ersten Abstinenztagen leichter umzugehen.

Kreuzen Sie bitte an, welche Methode Sie probieren wollen, und bewerten Sie nach mehreren Versuchen, wie nützlich diese Methode für Sie war (1 = »sehr nützlich« bis 6 = »überhaupt nicht nützlich«).

Versuch		Nützlichkeit
☐	»Tarzan-Trick« (Leichtes Klopfen im oberen Bereich des Brustbeins stimuliert die Thymus-Drüse.)	
☐	Hände beschäftigen (Ablenkung: »Man hat etwas in der Hand«)	
☐	Bei Verlangen duschen gehen (Ablenkung / hohe Wasserrechnung)	
☐	Liste mit Hausarbeiten (Nacheinander abarbeiten)	
☐	Tonbandaufnahmen von guten Freunden, die einem sagen, warum sie es toll finden, dass Sie aufgehört haben zu rauchen	
☐	Nelkenöl (aus der Apotheke besorgen)	
☐	Sonnenblumenkerne knabbern (Ablenkung, Beschäftigung)	
☐	Verlangen dahingehend umdeuten, sich einen konkreten Wunsch zu erfüllen, anstatt zu rauchen	

Weitere eigene Ideen oder Erfahrungen von anderen Gruppenmitgliedern

Versuch		Nützlichkeit
☐		
☐		
☐		
☐		

Gute Ausrüstung – mein Umgang mit Verlangen

P

Situation	Strategie	Ausprobiert?		Ergebnis?		
		Ja	Nein	+	+/–	–
Morgens, nach dem Aufstehen	Zeit verkürzen: liegen bleiben, waschen, Frühstück, (evtl. Nikotinpflaster)			+	+/–	–
Plötzliches Verlangen	Kaugummi, Bonbon, Kürbiskerne			+	+/–	–
Gemütliches Zusammensitzen mit Rauchern	Aufstehen, Situation kurz verlassen, bis Verlangen weg ist			+	+/–	–
				+	+/–	–
				+	+/–	–
				+	+/–	–
				+	+/–	–
				+	+/–	–

Was passiert in meinem Körper tatsächlich?
Die meisten Raucher und Raucherinnen nehmen ein wenig zu, wenn sie aufhören zu rauchen. Diese Gewichtszunahme stellt im Vergleich zu drohenden Gesundheitsschäden durch Weiterrauchen aber einen zu vernachlässigenden Risikofaktor dar. Die vermehrte Aufnahme von Kalorien und Wegfall von Nikotin als Kalorien verbrennende Substanz sind für den zu beobachtenden Gewichtsanstieg verantwortlich.

Fallen Sie nicht einem Vorurteil zum Opfer
Rauchen macht definitiv nicht schlank. Bei 4.000 untersuchten Personen binnen sieben Jahren gab es keine Anzeichen für einen Zusammenhang zwischen Rauchen und Abnehmen.

Was können Sie konkret gegen Gewichtszunahme tun?
Sie sollten nicht nur darauf achten, dass Sie nicht mehr Kalorien zu sich nehmen. Zusätzlich sollten Sie die 200 Kalorien, die Sie ohne Nikotin weniger verbrennen, auf anderem Wege verbrennen, z. B. durch Treppensteigen statt Aufzug fahren, mit dem Fahrrad zum Bäcker fahren, Abendspaziergänge machen statt Fernsehabende und Tanzen gehen.

Medikamentöse Entwöhnungshilfen können helfen
Sämtliche Produkte der Nikotinersatztherapie (Pflaster, Kaugummis etc.) haben die angenehme Nebenwirkung, dass eine eventuelle Gewichtszunahme verzögert wird. Sie können damit die Gewichtskontrolle aufschieben.

Nach dem Rauchstopp: Bloß keine Diät – dafür ein körperliches Gleichgewicht!
Während einer Diät erhält der Körper laufend die Information, dass er sich in einer Notsituation befindet, in der das vorrangige Ziel darin besteht, Reserven zu mobilisieren und Umsatz zu reduzieren. Ist diese künstlich herbeigeführte Notsituation der Diät vorbei, dann kann man dadurch sogar an Gewicht zunehmen, da der Körper sich weiter bemüht, Reserven für die nächste »Not« anzulegen. Auf der psychischen Ebene passiert Ähnliches: Das, was wir uns laufend verbieten, gewinnt immer mehr an Attraktivität. Dadurch kommt es bei Diäten verstärkt zu unkontrollierbaren Gelüsten und Hungerattacken.

Essen Sie bewusst und mit Genuss
Es ergibt erheblich mehr Sinn, bewusst zu essen und das Essen zu genießen, statt sich mit Diäten zu quälen. Speisen Sie also mit offenen Sinnen und nicht nur nebenbei. Isst man nebenbei oder in Hektik und schlingt das Essen hinunter, hat man viel weniger das Gefühl, wirklich etwas vom Essen gehabt zu haben, und wird schneller wieder Gelüste haben.

Das Essen beginnt beim Einkaufen
Regelmäßiges Essen in drei Hauptmahlzeiten ist günstiger als andere Aufteilungen. So kann der Körper die Kalorien am besten verbrennen, die Leistungsfähigkeit bleibt erhalten und das Körpergefühl ist besser als z. B. bei zwei großen Mahlzeiten. Bei Lust auf ungesundes Essen (fett, süß etc.) sollten Sie bewusst davon essen und das Körpergefühl genau beobachten – vielleicht verliert es dadurch an Attraktivität.

Ruhe und Aktivität gehören zusammen
Um gesund zu sein oder zu werden, braucht der Körper Aktivität und Ruhe in einem ausgewogenen Verhältnis. Im Alltag können Sie Ihr Wohlbefinden durch kurze Bewegungsphasen, wie Treppen steigen und Gymnastik, aber genauso durch kurze Entspannungspausen (tief durchatmen, an was Schönes denken, Entspannungsübung) herstellen. Diese Pausen helfen, konzentriert und leistungsfähig zu bleiben.

Ausdauersport ist gesund, macht zufrieden und hält schlank

Nutzen Sie Ihre wiedergewonnene Energie zur Ausübung einer Ausdauersportart wie Radfahren, Schwimmen oder Laufen. Fühlen Sie Ihr neues Gleichgewicht, indem Sie mit jedem Atemzug so viel Sauerstoff aufnehmen, wie Sie bei der aktuellen Anstrengung zur Versorgung Ihres Körpers benötigen. Fangen Sie heute damit an; steigen Sie langsam ein. Wichtig ist nur, dass Sie es tun – grübeln Sie nicht lange darüber nach, ob Sie wirklich Lust haben.

Suchen Sie sich fünf Sportarten heraus, die Ihnen am attraktivsten und am ehesten durchführbar erscheinen. Bewerten Sie dann die von Ihnen ausgewählten Sportarten jeweils nach ihrer Durchführbarkeit und danach, ob Sie sie auch wollen (Punkte von 1–10, **1** = »gar nicht« bis **10** = »sehr stark«). Zählen Sie dann die Punkte zusammen und tragen Sie sie in die letzte Spalte (Total) ein.

Sportart	**Durchführbar? 1–10**	**Gewünscht? 1–10**	**Total**
Wandern / schnelles Spazierengehen			
Joggen oder Dauerlauf			
Schwimmen			
Heimtrainer			
Radfahren			
Ski			
Rudern am Gerät			
Seilspringen			
Auf der Stelle laufen			
Aerobic			
Gartenarbeit			
Tennis			
Golf			
Handball			
Volleyball			
Gymnastik			
Bodybuilding			
Sonstige:			
Sonstige:			
Beispiel: Joggen	**9**	**7**	**16**

Sport zu treiben erhöht ganz entscheidend die Wahrscheinlichkeit für einen erfolgreichen Rauchstopp. Wichtig dabei ist, dass die sportliche Aktivität regelmäßig erfolgt und in den Tagesablauf eingeplant wird.

Meine Sportarten/Aktivitäten

Während der Behandlung / in der Klinik:

....

....

Später zu Hause:

....

....

Was kann ich tun, damit mir das tägliche Sport-Training leichter fällt? (bspw. sich mit anderen verabreden, feste Zeiten einplanen im Therapiebuch)

....

....

....

VERTRAG

Hiermit verpflichte ich mich, die auf der vorherigen Seite eingetragenen Übungen:

In der Klinik: .... täglich zu folgenden Zeiten ....

Zu Hause: .... täglich zu folgenden Zeiten .... durchzuführen.

Wenn ich dieses Programm für die nächsten 100 Tage durchhalte, werde ich mich mit

....

....

belohnen.

....

Datum Unterschrift

AB 12 Erste Etappe – Unterstützung durch andere **P**

Nutzen Sie den großen Vorteil, dass Sie nicht allein mit dem Rauchen aufhören, sondern dies in einer Gruppe von Gleichgesinnten tun. Verabreden Sie sich gemeinsam mit den anderen Teilnehmern bzw. Teilnehmerinnen der Raucherentwöhnung zu bestimmten Aktivitäten!

Wer könnte Sie sonst noch in welcher Form bei Ihrer Tabakabstinenz unterstützen?

Beispiel

- ▶ Meine Partnerin sagt mir, wie toll sie es findet, dass ich aufhören möchte.
- ▶ Mein Therapeut legt ein Einzelgespräch auf den Tag X.
- ▶ Mitpatienten aus meiner Bezugsgruppe gehen mit mir Tischtennis spielen.

Bitte entscheiden Sie nun, bei wem Sie sich welche Unterstützung holen können.

(1) Partner/in:

....

....

(2) Mitpatient/innen:

....

....

(3) Therapeut/in:

....

....

(4) Freunde/Bekannte:

....

....

(5)

....

....

AB 13 Erste Etappe – Das lasse ich mir jetzt nicht mehr nehmen! P

Die ersten Tage sind geschafft. Herzlichen Glückwunsch – die ersten Hürden haben Sie gemeistert! Wir möchten Ihnen vorschlagen, sich bei dieser Aufgabe auf die ersten (noch so) kleinen positiven Effekte des Nichtrauchens und die noch zu erwartenden positiven Effekte zu konzentrieren.

Unten finden Sie eine entsprechende Liste von möglichen Aufhöreffekten. Kreuzen Sie die für Sie zutreffenden an bzw. ergänzen Sie weitere unter **SONSTIGE**:

- ☐ Besserer Atem
- ☐ Geruchssinn verbessert
- ☐ Geschmackssinn verbessert
- ☐ Raucherhusten wird weniger
- ☐ Fühle mich einfach fitter
- ☐ Die Kleidung stinkt nicht
- ☐ Kein kalter Rauch mehr
- ☐ Ich spare Geld
- ☐ Keine gelben Finger
- ☐ Blutdruck normalisiert sich
- ☐ Stabiler Kreislauf
- ☐ Ausdauer nimmt zu
- ☐ Haut wird besser
- ☐ Bin einfach stolz auf mich!
- ☐ Keine »Nikotinfahne« mehr
- ☐ Vorbildfunktion

SONSTIGE:

....

....

....

....

....

....

....

....

....

....

....

AB 14 Erste Etappe – Ich bin stolz und zufrieden! P

Schreiben Sie mithilfe der auf AB 13 »Erste Etappe – Das lasse ich mir jetzt nicht mehr nehmen!« stehenden Aufhöreffekte einen kurzen Vortrag darüber, warum Sie persönlich stolz und zufrieden sind, nicht mehr zu rauchen.

Ich bin stolz und zufrieden, weil ...

....

....

....

....

....

....

....

....

....

....

....

....

....

....

....

....

Um möglichen »Rauch-Ausrutschern« im Vorfeld begegnen zu können, möchten wir Sie bitten, die auf dem nächsten Blatt aufgeführten Situationen, Gedanken und Gefühle danach zu beurteilen, wie sehr Sie persönlich glauben, dass sie zurzeit für Sie eine Rückfallrisikosituation darstellen.

Schätzen Sie Ihr individuelles Risiko bitte für alle Aussagen ein. Sollten Aussagen für Sie nicht zutreffend sein, kreuzen Sie bitte die »0« an. In der nächsten Gruppenstunde werden wir Ihr persönliches Risikoprofil auswerten und mit Ihnen besprechen.

0 % = keine Rückfallgefährdung
20 % = kaum Rückfallgefährdung
40 % = leichte Rückfallgefährdung
60 % = deutliche Rückfallgefährdung
80 % = starke Rückfallgefährdung
100 % = sehr starke Rückfallgefährdung

Im Tagesablauf	**Rückfallgefährdung in %**					
(1) Morgens gleich nach dem Aufstehen	0	20	40	60	80	100
(2) Vor dem Frühstück	0	20	40	60	80	100
(3) Nach dem Frühstück	0	20	40	60	80	100
(4) Auf dem Weg zu Therapien	0	20	40	60	80	100
(5) Morgens während Therapien (z. B. Gärtnerei)	0	20	40	60	80	100
(6) Morgens während Pausen (z. B. Werktherapie)	0	20	40	60	80	100
(7) Vor dem Mittagessen	0	20	40	60	80	100
(8) Nach dem Mittagessen	0	20	40	60	80	100
(9) Bei »Leerlauf« zwischen den Therapien	0	20	40	60	80	100
(10) Nach Therapieende	0	20	40	60	80	100
(11) Vor dem Abendessen	0	20	40	60	80	100
(12) Nach dem Abendessen	0	20	40	60	80	100
(13) Vor dem Schlafengehen	0	20	40	60	80	100
In der Freizeit	**Rückfallgefährdung in %**					
(14) Beim Fernsehen (Werbepausen)	0	20	40	60	80	100
(15) Beim Lesen	0	20	40	60	80	100
(16) Beim Spazieren gehen	0	20	40	60	80	100
(17) Auf Ausflügen	0	20	40	60	80	100
(18) Am Wochenende	0	20	40	60	80	100
Bei Anreizen zum Rauchen	0	20	40	60	80	100
(19) Bei Zigarettenreklame	0	20	40	60	80	100

(20) Beim Tabakladen/Zigarettenautomaten	0	20	40	60	80	100
(21) Bei Zigarettengeruch	0	20	40	60	80	100
(22) Beim Anblick von Aschenbechern	0	20	40	60	80	100
(23) Wenn andere rauchen	0	20	40	60	80	100
Bei Belastungen	0	20	40	60	80	100
(24) Bei Streit mit Partner/in	0	20	40	60	80	100
(25) Bei eigenen/fremden Verspätungen	0	20	40	60	80	100
(26) Wenn ich warten muss (z. B. Bus, Arzt, Ämter)	0	20	40	60	80	100
(27) Bei Ärger mit dem/der Bezugstherapeut/in	0	20	40	60	80	100
(28) Wenn ich mich selbst beleidigt fühle	0	20	40	60	80	100
(29) Wenn ich unter Zeitdruck stehe	0	20	40	60	80	100
(30) Bei »schlechten« Nachrichten	0	20	40	60	80	100
In bestimmten Situationen	0	20	40	60	80	100
(31) Beim Telefonieren	0	20	40	60	80	100
(32) Beim Zusammensein mit Mitpatienten (z. B. Cafeteria)	0	20	40	60	80	100
(33) Wenn ich allein bin	0	20	40	60	80	100
(34) In einer Gaststätte/Restaurant/Café	0	20	40	60	80	100
In bestimmten Stimmungen	0	20	40	60	80	100
(35) Wenn ich mich einsam fühle	0	20	40	60	80	100
(36) Wenn ich mich ärgere	0	20	40	60	80	100
(37) Wenn ich traurig bin	0	20	40	60	80	100
(38) Wenn ich fröhlich bin	0	20	40	60	80	100
(39) Wenn mir alles gleichgültig ist	0	20	40	60	80	100
Bei bestimmten Gedanken	0	20	40	60	80	100
(40) »Heute hätte ich eigentlich eine Zigarette verdient.«	0	20	40	60	80	100
(41) »Ich halte es ohne Zigarette nicht mehr aus.«	0	20	40	60	80	100
(42) »Lange quäle ich mich aber nicht.«	0	20	40	60	80	100
(43) »Das Nikotinpflaster hilft mir auch nicht.«	0	20	40	60	80	100

Risikosituation

Kreuzen Sie bitte an, welche der folgenden Situationsbeschreibungen am ehesten auf einen Ihrer Rauchrückfälle zutrifft:

☐ Unangenehme Gefühlssituation (z. B. Langeweile, Angst, Depression)
☐ Ärger- und Konfliktsituation (z. B. am Arbeitsplatz oder in der Familie)
☐ Soziale Verführung (z. B. Kumpels fordern zum Mitrauchen auf)
☐ Angenehme Situation (z. B. Erfolgserlebnisse, verliebt sein)
☐ Geselligkeit (z. B. Kneipenbesuch, Partys, Familienfeier)
☐ Körperliche Beschwerden (z. B. Schmerzen, Schlafstörungen)
☐ Versuch, kontrolliert zu rauchen
☐ Plötzliches Verlangen (z. B. beim Anblick Ihrer Lieblingszigarettenmarke)

Scheinbar harmlose Entscheidung

Welche scheinbar harmlosen Entscheidungen haben Ihren Rückfall – im Nachhinein betrachtet – vorbereitet bzw. eingeleitet?

....

....

Rückfallgedanken/Verlangen

Welche angenehmen Gedanken an Nikotin haben Ihr Verlangen danach gesteigert? In welcher Form haben Sie unmittelbar vor Ihrem Rückfall Verlangen nach Nikotin gespürt?

....

....

....

....

Rückfallschock

Was haben Sie unmittelbar nach der ersten Zigarette gedacht oder gefühlt? Wie kam es, dass Sie weiter geraucht haben?

....

....

....

....

AB 17 Rückfallprävention – genießen statt rauchen

P

Veränderungen sind anstrengend und kosten daher Kraft. Umso wichtiger ist es, dass Sie sich die Möglichkeit schaffen, rauchfrei zu genießen und sich für Ihre Mühe und Anstrengungen belohnen. Im Folgenden finden Sie Anregungen für alternativen Genuss und Belohnungsmöglichkeiten.

Genuss	Belohnungen
Beispiele: ▶ sich ausruhen ▶ das Nichtstun genießen ▶ Radfahren ▶ einem Hobby nachgehen ▶ etwas lesen ▶ gut essen gehen ▶ Musik anhören ▶ mit Freunden treffen ▶ wandern gehen ▶ mit Freunden telefonieren ▶ Sport treiben ▶ tanzen ▶ zum Friseur gehen ▶ Karten spielen ▶ Ausflüge machen ▶ Briefe schreiben ▶ Zimmer umräumen ▶ ▶ ▶ ▶ ▶ ▶ ▶ ▶ ▶	(1) Belohnungszeitpunkte: ▶ Bei jeder Zigarette, die Sie nicht geraucht haben ▶ Jeden Tag, an dem Sie Nichtraucher sind ▶ Wenn Sie es geschafft haben, eine angebotene Zigarette abzulehnen ▶ Wenn Sie eine Aufgabe aus der Raucherentwöhnung erledigt haben (2) Belohnungsarten: ▶ Materielle Dinge, die man sich schon lange wünscht ▶ Etwas tun, was einem Freude bereitet ▶ Alle Vorteile, die man schon durch das Nichtrauchen erreicht hat, bewusst machen ▶ Sich selbst ermutigen (3) Merke! Die Belohnung sollte möglichst unmittelbar erfolgen! (4) Eigene Belohnungsideen:

AB 18 Rückfallprävention – Vorstellungsbilder entwerfen

P

Wenn jemand sich an eine neue Situation gewöhnen möchte und nur mit Mühe von der alten Gewohnheit loskommt, dann ist es günstig, wenn er sich die alte Situation möglichst negativ vorstellt. Die neue Situation sollte er sich dagegen positiv ausmalen.

Überlegen Sie sich zunächst ein **negatives** Bild in Ihrer Vorstellung, das sich auf Ihr Rauchen bezieht (z. B. überfüllter Aschenbecher, gelbe Finger oder Ähnliches) und versuchen Sie, es sich sehr deutlich in Ihrer Vorstellung auszumalen. Schreiben Sie Ihre »Situation« auf die dafür vorgesehenen Linien.

Negatives Vorstellungsbild:

....

....

....

....

....

Machen Sie dann das Gleiche mit einem **positiven** Bild (z. B. entspannt im Garten im Liegestuhl, auf einer Reise sein von dem gesparten Geld oder Ähnliches) und versuchen Sie, es sich sehr deutlich in Ihrer Vorstellung auszumalen. Schreiben Sie Ihre »Situation« auf die dafür vorgesehenen Linien.

Positives Vorstellungsbild:

....

....

....

....

....

Entwerfen Sie eine Notfallkarte, die Sie immer bei sich tragen können. Sie soll Ihnen helfen, im Falle eines Rückfalls nicht die Nerven zu verlieren, sondern wieder umgehend zu Ihrer Tabakabstinenz zurückzukehren.

Notfallkarte für zu Hause

(1) **Aufhören zu rauchen!**

(2) »Verbündete(n)« informieren und Unterstützung holen:

Name: ....

Tel.: ....

(3) Meine wichtigsten Abstinenzgründe:

....

....

....

Notfallkarte für die Klinik

(1) **Aufhören zu rauchen!**

(2) »Verbündete(n)« informieren und Unterstützung holen:

Name: ....

Zimmer: .... Tel.: ....

(3) Meine wichtigsten Abstinenzgründe:

....

....

....

Hier finden Sie weitere Informationen zum Thema Rauchen und Rauchstopp.

- Batra, Anil & Buchkremer, Gerhard (2017). Nichtrauchen! Erfolgreich Aussteigen in 6 Schritten (6. Aufl.). Stuttgart: Kohlhammer.
- Carr, Alan (2012). Endlich Nichtraucher! Der einfachste Weg, mit dem Rauchen Schluss zu machen. München: Goldmann.
- Haustein, Knut-Olaf (2008). Tabakabhängigkeit – Gesundheitliche Schäden durch das Rauchen (2. Aufl.). Berlin: Springer.
- Lindinger, Peter (2007). Nichtrauchen und trotzdem schlank. Die Methode mit Köpfchen (5. Aufl.). Frankfurt: Fischer Taschenbuch.
- Lohmann, Bettina (2011). Frau Schmitt, die Zigarette und Sie. Ratgeber zur Tabakentwöhnung. Göttingen: Hogrefe.
- Storch, Maja (2015). Rauchpause – Wie das Unbewusste dabei hilft, das Rauch zu vergessen (2. Aufl.). Göttingen: Hogrefe.

Außerdem empfehlen wir Ihnen die folgenden Websites zum Thema Rauchen:

- www.rauchfrei.de, www.nichtraucher.de: Viele Infos über das Rauchen und das Aufhören; Tipps und weitere nützliche Querverweise auf andere hilfreiche Websites
- www.rauchfrei-info.de: spezielle Website der BzgA für junge RaucherInnen
- www.bzga.de: Kostenloser Bezug von Infomaterial (z. B. das »Rauchfrei-Startpaket«)
- www.nichtraucher-berlin.de: Seite des Nichtraucherbunds Berlin e. V.
- www.rauchberatung.de: Konkrete Tipps zu allen Problemen ums Aufhören zum Runterladen

Wählen Sie eines der genannten Bücher aus und machen Sie sich einen Zeitplan für die Lektüre. Bewerten Sie abschließend den Nutzen der Lektüre für Sie.

Mein Leseplan

Beginn: .... Ende: ....

Wichtige Erkenntnisse:

....

....

....

....

....

....

13 Stress am Arbeitsplatz

Hintergrund

Psychische Störungen gehen häufig mit sehr langen Arbeitsunfähigkeitszeiten einher, die das Verhältnis zu Arbeitgeber und Arbeitskollegen mit zunehmender Dauer immer stärker belasten. Von daher bedarf die Rückkehr an den Arbeitsplatz systematischer Beachtung in der Behandlung. Hierbei gilt es insbesondere, durch transparente Absprachen zwischen allen Beteiligten und eine gezielte Stärkung der Stress- und Konfliktbewältigungsfähigkeiten des Patienten erhöhte Fehlzeiten am Arbeitsplatz in der Zukunft zu vermeiden.

Indikation

Personen, deren Rückkehr an den Arbeitsplatz nach Beendigung ihrer Behandlung voraussichtlich nicht problemlos erfolgen wird.

Inhaltliche Schwerpunkte

- selbstkritische Selbstanalyse des eigenen Arbeitsverhaltens
- systematische Vorbereitung der Rückkehr an den Arbeitsplatz
- Verbesserung der Konflikt- und Stressbewältigungsfähigkeiten am Arbeitsplatz
- Ausbalancierung der objektiven Anforderungen am Arbeitsplatz und persönlicher Grenzen

Benötigte Materialien

Keine

Empfohlene Durchführungsvariante

Variante 2 und 3.

Persönliche Veränderungen der Teilnehmer ergeben erst nach entsprechender Vorbereitung Sinn. Insofern sollte die vorgegebene Reihenfolge in der Bearbeitung der einzelnen Arbeitsblätter eingehalten werden.

Therapeutische Tipps

- Einnehmen einer Arbeitgeberperspektive. Bei allem therapeutischen Verständnis ist es für die Teilnehmer wichtig, sich mit der Sichtweise und den Ansprüchen von Arbeitgebern bzw. Arbeitskollegen auseinanderzusetzen.
- Um eine erfolgreiche Rückkehr an den Arbeitsplatz zu ermöglichen, ist bei der Anmeldung von Urlaubsansprüchen, Versetzungs- und Entlastungswünschen ein Ausgleich zwischen den Bedürfnissen des Patienten und des Betriebs anzustreben.
- Die Frage, ob, wann und wie Patienten offen über ihre psychische Erkrankung (z. B. Suchtmittelabhängigkeit) am Arbeitsplatz sprechen, bedarf einer gründlichen Überlegung.
- Die Teilnehmer sollten bereits aus der Behandlung heraus wieder Kontakt zu ihren Arbeitgebern aufnehmen, um die Rückkehr an den Arbeitsplatz zu klären und vorzubereiten.

Arbeitsmaterial

AB 1 Meine Ziele der Gruppenteilnahme

Das Arbeitsblatt dient der Vorbereitung auf die erste Gruppenstunde, indem die Teilnehmer unterstützt durch ihren Therapeuten ihre persönlich relevanten Ziele für die Gruppenteilnahme festlegen. Hierzu werden die Aspekte berufliches Wohlbefinden, Umgang mit Kollegen und Vorgesetzten sowie Umgang mit Stress am Arbeitsplatz abgefragt.

AB 2 Funktionen der Arbeit
Mithilfe des Arbeitsblatts können die Teilnehmer reflektieren, welche Funktion ihre Arbeit für sie über den Broterwerb hinaus hat. Anschließend bringen sie die Funktionen in eine Rangreihe.

AB 3 Mein Arbeitsplatz
Auf diesem Arbeitsblatt beschreiben die Teilnehmer ihren Arbeitsplatz hinsichtlich sieben Dimensionen. Sie erläutern dabei immer, was sie besonders mögen und was sie eher nicht mögen.

AB 4 Mein Arbeitsverhalten
Das Arbeitsblatt gibt den Teilnehmern Gelegenheit, ihre Selbsteinschätzung mit der Fremdeinschätzung durch Therapeuten in Bezug auf ihr Arbeitsverhalten zu vergleichen. Ziel ist eine realistische Selbsteinschätzung des eigenen Arbeitsverhaltens.

AB 5 Stressauslösende Arbeitsplatzbedingungen
Das Arbeitsblatt enthält eine Liste von möglichen Stressoren am Arbeitsplatz. Die Teilnehmer geben an, wie häufig diese an ihrem eigenen Arbeitsplatz auftreten und wie belastend sie diese erleben.

AB 6 Mein persönlicher Belastungskreislauf
Das Arbeitsblatt bietet den Teilnehmern anhand des Belastungskreislaufs von Hillert et al. (2007) die Möglichkeit, die Entstehung von Stress am Arbeitsplatz und ihre persönlichen Einflussmöglichkeiten darauf detailliert zu untersuchen.

AB 7 Meine persönlichen Veränderungsziele im Umgang mit beruflichen Belastungen
In diesem Arbeitsblatt halten die Teilnehmer fest, welche Änderungsziele sie sich bezüglich ihres persönlichen Anspruchs an ihre Arbeitstätigkeit bzw. Arbeitsbelastung und in ihrem Umgang mit Kollegen und Vorgesetzten vornehmen.

AB 8 Stressbewältigungsstrategien am Arbeitsplatz
Das Arbeitsblatt enthält eine Liste von kurzfristigen und langfristigen Stressbewältigungsstrategien am Arbeitsplatz, die die Teilnehmer jeweils für sich konkretisieren sollen.

AB 9 Positive Selbstgespräche
In diesem Arbeitsblatt notieren die Teilnehmer kognitive Strategien zur Stressbewältigung in Form von kognitiver Umbewertung, positiven Selbstinstruktionen und gezielten Selbstermutigungen.

AB 10 Mein eigener Chef
Das Arbeitsblatt soll die Teilnehmer dabei unterstützen, eine realistische Vorstellung von den Gestaltungsmöglichkeiten an ihrem Arbeitsplatz zu entwickeln. Sie werden zunächst nach ihrer Idealvorstellung zu verschiedenen Aspekten an ihrem Arbeitsplatz gefragt und sollen diese dann auf ihren Realitätsgehalt hin überprüfen.

AB 11 Berufliche Ansprüche an die eigene Person
Das Arbeitsblatt enthält eine Liste typischer überhöhter Arbeitsanspruchshaltungen an die eigene Person. Die Teilnehmer sollen ankreuzen, welche auf sie selbst zutreffen.

AB 12 Was würde ich sagen?
Das Arbeitsblatt enthält eine Reihe alltäglicher Konfliktsituationen am Arbeitsplatz. Die Teilnehmer werden gebeten, jeweils in direkter Rede ihre spontane Erwiderung zu formulieren.

AB 13 Eine Stresssituation
Das Arbeitsblatt dient dazu, sich gezielt auf die Bewältigung einer Stresssituation im Beruf vorzubereiten.

AB 14 Eine Konfliktsituation
Das Arbeitsblatt dient dazu, sich gezielt auf die Bewältigung einer Konfliktsituation am Arbeitsplatz vorzubereiten.

AB 15 Meine Fehlzeiten

Mithilfe dieses Arbeitsblatts analysieren die Teilnehmer ihre Fehlzeiten am Arbeitsplatz und überlegen, inwiefern sie sich in Zukunft anders verhalten wollen.

AB 16 Meine Kontaktaufnahme – Vorgesetzte

Mit diesem Arbeitsblatt bereiten sich die Teilnehmer auf eine Kontaktaufnahme zu ihrem Vorgesetzen noch während ihrer Behandlung vor: Welche Themen wollen sie ansprechen und worauf wollen sie bei dem Gespräch bei sich achten? Schließlich dokumentieren sie hier das Ergebnis dieses Gesprächs.

AB 17 Meine Leistungsgrenzen erkennen

Auf diesem Arbeitsblatt notieren die Teilnehmer zunächst alle ihre subjektiven Einschränkungen bezüglich ihrer Arbeitsleistung: In welcher Hinsicht fühlen sie sich den Anforderungen an ihrem Arbeitsplatz nicht mehr gewachsen? Im Anschluss bitten sie ihren Arzt um seine Einschätzung, um so zu einer realistischen Einschätzung zu gelangen.

AB 18 Meine Leistungsgrenzen ansprechen

Das Arbeitsblatt soll den Teilnehmern zu einem fairen Ausgleich zwischen ihren objektiven Leistungseinschränkungen und den Anforderungen an ihrem Arbeitsplatz verhelfen, indem sie ihre Anliegen diesbezüglich gegenüber ihrem Arbeitgeber in wörtlicher Rede formulieren.

AB 19 Meinen Arbeitsplatz sichern

Auf diesem Arbeitsblatt beschäftigen sich die Teilnehmer mit der Sicherheit ihres Arbeitsplatzes. Sie entwerfen gezielte Strategien zum Erhalt ihres Arbeitsplatzes.

Name: ....

Stress am Arbeitsplatz

Teilnehmermaterialien

Sehr geehrte, sehr geehrter Patient*in,

herzlich willkommen in der Therapiegruppe »Stress am Arbeitsplatz«.

In der heutigen Zeit kann sich sicherlich jeder glücklich schätzen, der einen festen Arbeitsplatz hat. Dennoch können Stress und Konflikte am Arbeitsplatz unser Wohlbefinden und unsere psychische Gesundheit erheblich beeinträchtigen. Umgekehrt wirken sich körperliche Beschwerden und psychische Probleme früher oder später spürbar auf unser Arbeitsleben und die Zusammenarbeit mit unseren Arbeitskollegen aus. Häufig entsteht auf diese Weise ein tragischer Teufelskreis von Arbeitsstress und der Chronifizierung von Krankheitssymptomen.

Durch die stationäre Behandlung bzw. Krankschreibung sind Sie den Belastungen am Arbeitsplatz vorübergehend enthoben. Schon relativ bald werden Sie aber wieder an Ihren Arbeitsplatz zurückkehren. Möglicherweise sehen Sie Ihrer Rückkehr mit gemischten Gefühlen entgegen: Wie wird man mich empfangen, werde ich den Belastungen oder Konflikten künftig besser standhalten können? Ist mein Arbeitsplatz wirklich sicher?

Wir wollen Sie daher dabei unterstützen,

- die Rückkehr an Ihren Arbeitsplatz systematisch vorzubereiten,
- Ihre Möglichkeiten zur Bewältigung von Konflikten und Stress am Arbeitsplatz zu erweitern,
- eine konstruktive Balance zwischen den Anforderungen des Arbeitsplatzes und der Beachtung eigener Grenzen zu finden,
- einen aktiven Beitrag zu Absicherung Ihres Arbeitsplatzes leisten zu können.

Wir wünschen Ihnen dabei viel Erfolg!

Als Vorbereitung für die erste Gruppenstunde überlegen Sie am besten gemeinsam mit Ihrer Therapeutin bzw. Ihrem Therapeuten, woran Sie konkret in der Gruppe »Stress am Arbeitsplatz« arbeiten wollen, was Sie lernen oder von anderen erfahren möchten.

Meine Ziele

....

....

....

....

....

Berufliches Wohlbefinden

Möchten Sie sich damit beschäftigen, wie Sie Ihren Arbeitsalltag angenehmer gestalten können?

☐ Nein

☐ Ja, weil

....

....

....

....

....

Umgang mit Kollegen und Vorgesetzten

Wären Themen wie z. B. *Umgang mit Kollegen und Vorgesetzen* für Sie interessant?

☐ Nein

☐ Ja, weil

....

....

....

....

....

Umgang mit Stress am Arbeitsplatz
Wäre das Thema *Umgang mit beruflichem Stress* für Sie interessant?

- ☐ Nein
- ☐ Ja, weil

....

....

....

....

....

AB 2 Funktionen der Arbeit

P

Unsere Arbeit dient nicht nur dem Broterwerb. Durch unsere Arbeit können wir Fähigkeiten erwerben, deren Anwendung eine Quelle persönlicher Befriedigung darstellen kann. Wir lernen andere Menschen kennen und strukturieren unseren Tagesablauf oder leisten einen gesellschaftlichen Beitrag. Bitte beschäftigen Sie sich jetzt damit, wie wichtig die folgenden möglichen Funktionen der Arbeitstätigkeit für Sie sind.

	Persönlicher Rangplatz
Lebensunterhalt	◯
Erwerb von Fähigkeiten	◯
Kompetenzerleben und Selbstentfaltung	◯
Soziale Kontakte	◯
Sinnstiftung	◯
Zeitstrukturierung	◯
Gesellschaftliche Anerkennung	◯

Bitte nutzen Sie die folgenden Fragen, um Ihren Arbeitsplatz so genau wie möglich zu beschreiben. Erläutern Sie dann die Dinge, die Sie besonders mögen, und die Dinge, die Sie nicht schätzen.

Mein Arbeitsweg	
+	–

Meine Arbeitszeiten	
+	–

Mein Arbeitsplatz	
+	–

Meine Vorgesetzten	
+	–

Meine Arbeitskollegen	
+	–

Meine Arbeitsaufgaben	
+	–

Meine Kunden	
+	–

Wir unterstellen einmal, dass jeder bezüglich seiner Arbeit sein Bestes geben will. Trotzdem unterscheiden sich die Menschen erheblich in ihrem Arbeitsverhalten und in der Zusammenarbeit mit ihren Kollegen und Kolleginnen. Nicht immer schätzen wir uns diesbezüglich realistisch ein.

Wir möchten Ihnen jetzt Gelegenheit geben, systematisch Ihre eigenen Stärken und Schwächen bezüglich Ihres Arbeitsverhaltens zu analysieren. Im zweiten Schritt bitten Sie dann Ihren Bezugstherapeuten bzw. Ihre Bezugstherapeutin um seine/ihre Einschätzung. Falls Sie an einer Gruppe in der Ergo- oder Arbeitstherapie teilgenommen haben, holen Sie bitte auch von diesem Therapeuten bzw. dieser Therapeutin eine Rückmeldung ein.

Meine Stärken

Selbsteinschätzung	Therapeut	Arbeitstherapeut

Meine Schwächen

Selbsteinschätzung	Therapeut	Arbeitstherapeut

AB 5 Stressauslösende Arbeitsplatzbedingungen P

Geben Sie bitte zunächst an, wie stark Sie unter den angegebenen Belastungen an Ihrem Arbeitsplatz leiden, und fügen Sie dann weitere Belastungen hinzu, die Sie für relevant halten.

Stressor	Häufigkeit des Stressors			Stärke der Belastung
	Nie	Manchmal	häufig	1 (gering) – 10 (sehr stark)
Termindruck				
ungenaue Arbeitsanweisungen				
Verantwortung				
Konflikte mit Kollegen				
Ärger mit Vorgesetzten				
Ärger mit Kunden				
dauerndes Telefonklingeln				
Informationsüberflutung				
Computer-/Bildschirmarbeit				
Hin- und Rückfahrt				
Lärm				
Verschmutzung				
Hitze/Kälte				
Schichtdienst				
fehlende Essenspausen				

(1) Worin entspricht meine Arbeitsstelle nicht meinen Erwartungen?

(2) Welche unangenehmen Gefühle habe ich deshalb?

(3) Welche körperlichen und psychischen Beschwerden stellen sich bei beruflichen Belastungen bei mir ein?

a) Körperliche Beschwerden

b) Psychische Beschwerden

(4) Wie gehe ich üblicherweise mit beruflichen Problemen um?

AB 7

Meine persönlichen Veränderungsziele im Umgang mit beruflichen Belastungen

P

Was möchten Sie **an sich selbst** bezüglich Ihrer beruflichen Schwierigkeiten ändern? (Ihre Ziele sollten konkret und realistisch sein.)

Mein persönlicher Anspruch an meine Arbeitstätigkeit/Arbeitsleistung:

....

....

....

....

....

....

....

....

....

Mein Umgang mit Kollegen bzw. Kolleginnen und Vorgesetzten:

....

....

....

....

....

....

....

....

....

Listen Sie bitte zunächst möglichst viele Stressbewältigungsstrategien für Ihren Arbeitsplatz auf und unterstreichen Sie dann diejenigen, auf die Sie nach reiflicher Überlegung künftig besonders setzen wollen.

Kurzfristig

Spontane Erleichterung	Ablenkung	Positive Selbstgespräche	Abreagieren

Langfristig

Zeitmanagement	Kontakte	Fertigkeiten	Sport

Entspannung	Zufriedenheits-erlebnisse	Problemlösung	Einstellungsänderung

Gezielte Umbewertung Den stresserzeugenden Gedanken durch einen hilfreicheren ersetzen (z. B. »Das habe ich früher schon geschafft.«)	**Selbstinstruktionen** Sich durch gezielte Instruktionen bei der Problembewältigung steuern (z. B. »Eins nach dem anderen.«)	**Selbstermunterungen** Sich selbst Mut zusprechen (z. B. »Keine Panik, du bist gut vorbereitet.«)

AB 10 **Mein eigener Chef** P

Sicher haben Sie sich schon manchmal über bestimmte Bedingungen an Ihrem Arbeitsplatz geärgert und innerlich gedacht: Das könnte man auch ganz anders regeln. Die Frage ist: Wie realistisch sind unsere Vorstellungen und Wünsche bezüglich unseres Arbeitsplatzes?

Stellen Sie sich vor, Sie hätten plötzlich an Ihrem Arbeitsplatz das absolute Sagen und könnten alles nach Ihren Vorstellungen einrichten. Entscheiden Sie sich für fünf Dinge, die Ihrer Meinung nach am dringlichsten einer Veränderung an Ihrem Arbeitsplatz bedürfen. Malen Sie sich zunächst Ihre Idealvorstellung aus und prüfen Sie daraufhin die Möglichkeit einer realistischen Lösung.

Thema	Idealvorstellung	realistische Lösung

AB 11 Berufliche Ansprüche an die eigene Person

P

Jeder von uns hat bei seiner Arbeit bestimmte Ansprüche an sich selbst. Erfahrungen zeigen, dass es berufliche Anspruchshaltungen gibt, die einem den Arbeitsalltag erschweren können.

Bitte kreuzen Sie an, welche der folgenden Einstellungen auf Sie zutreffen.

	Trifft nicht zu	**Trifft teilweise zu**	**Trifft voll zu**
Wenn ich bei der Arbeit nicht alles perfekt mache, bin ich ein Versager.			
Jemanden bei der Arbeit um Hilfe zu bitten, ist ein Zeichen von Schwäche.			
Ich muss unbedingt von allen Menschen, denen ich im Job begegne, gemocht und akzeptiert werden.			
Es ist besser, gar nichts zu tun, als etwas zu versuchen, was fehlschlagen könnte.			
Wenn mir bei der Arbeit ein Fehler unterläuft, dann ist das furchtbar und katastrophal.			
Keiner darf jemals merken, dass mir eine Arbeit schwerfällt oder dass ich einen Fehler gemacht habe.			
Ich sollte in meinem Job unangenehme Situationen um jeden Preis vermeiden.			
Wenn ich bei der Arbeit »Nein« sage oder etwas für mich tue, bin ich ein Egoist bzw. eine schlechte Arbeitskraft.			
Nur wenn ich absolut sicher bin, kann ich berufliche Entscheidungen treffen.			
Ich bin bei meiner Arbeit für alles verantwortlich.			
Ich muss immer besser sein als die anderen.			
Ich muss immer 150 % geben, um bestehen zu können.			
Ich darf meinen Kollegen/Vorgesetzten/Kunden gegenüber nie »Nein« sagen oder ihnen Probleme bereiten.			
Bei meiner Arbeit kann ich mich auf niemanden verlassen.			

AB 12 **Was würde ich sagen?** P

Untenstehend finden Sie eine Reihe von typischen Konfliktsituationen am Arbeitsplatz. Schreiben Sie bitte jeweils in wörtlicher Rede, wie Sie antworten würden.

Situation	Meine Antwort (in wörtlicher Rede)
Ein Arbeitskollege empfängt Sie an Ihrem ersten Arbeitstag mit den Worten: »Da kommt ja unser Kurlauber.«	
Ein neuer Arbeitskollege erkundigt sich bei Ihnen: »Weswegen warst du denn so lange in Behandlung?«	
Ein Kunde beschwert sich bei Ihnen verärgert am Telefon: »Das ist ja ein richtiger Sauladen bei Ihnen.«	
Ihr Chef erklärt Ihnen: »Es tut mir leid, aber Ihren beantragten Urlaub können Sie jetzt nicht nehmen.«	
Sie bitten einen Arbeitskollegen um eine Auskunft. Er zieht die Augenbrauen hoch und sagt: »Was, das weißt du immer noch nicht?«	
Sie haben den Eindruck, dass hinter Ihrem Rücken geredet wird. Sie wollen das ansprechen.	
Sie sind gerade mit einem Kunden in einem wichtigen Gespräch, da klingelt das Telefon. Wie reagieren Sie?	
Sie fühlen sich erheblich überlastet. Ihr Chef bittet Sie freundlich um ein paar weitere Überstunden.	
Sie möchten Ihren Chef in einer dringenden Angelegenheit sprechen. Er will offenbar nicht gestört werden und fragt barsch: »Was ist denn?«	
Sie haben einen Fehler gemacht. Ihr Vorgesetzter fragt: »Kann man sich denn nie auf Sie verlassen?«	
Sie bekommen einen Arbeitsauftrag, den Sie nicht richtig verstanden haben. Ihr Kollege fragt: »Alles klar?«	

AB 13 **Eine Stresssituation** P

Schwierigkeitsgrad:	1	2	3	4	5	6
	max.					min.

Vor Durchführung der Situation Einschätzung durch Kreis O kennzeichnen. Nach Durchführung der Situation Einschätzung durch Kreuz × kennzeichnen.

Wo und wann entsteht die Situation?

....

....

....

Wer ist beteiligt?

....

....

....

Welche Stresssymptome treten bei mir auf?

....

....

....

Mein Lösungsversuch

....

....

....

Auf welches Verhalten muss ich bei mir besonders achten?

....

....

....

Schwierigkeitsgrad: 1 2 3 4 5 6
max. min.

Vor Durchführung der Situation Einschätzung durch Kreis O kennzeichnen. Nach Durchführung der Situation Einschätzung durch Kreuz × kennzeichnen.

Wo und **wann** führe ich die Situation durch?

....

....

Mit **wem**?

....

....

Handlung
(a) Um **was** geht es?

....

....

(b) **Wie** verhalte ich mich?

....

....

Wie verhält sich mein Gegenüber?

....

....

Auf **welches Verhalten** muss ich bei mir besonders achten?

....

....

AB 15 Meine Fehlzeiten

P

Ein häufiges Konfliktfeld am Arbeitsplatz sind krankheitsbedingte Fehlzeiten. Der Betrieb und die Arbeitskollegen haben natürlich ein Interesse an möglichst geringen Fehlzeiten. Als Betroffener hat man es dagegen häufig nicht leicht, einen angemessenen Umgang mit Fehltagen zu entwickeln – zwischen den Extremen übermäßiger Schonung einerseits und langfristig schädlicher Missachtung von Krankheitssymptomen andererseits.

Tragen Sie bitte zunächst ein, wann Sie in den letzten zwölf Monaten an Ihrem Arbeitsplatz aus welchem Anlass krankheitsbedingt gefehlt haben. Bewerten Sie anschließend, ob Sie im Umgang mit Ihrer Krankheit etwas anders machen würden.

Datum von – bis	Anlass	Bewertung

Meine Kontaktaufnahme – Vorgesetzte

P

Wir empfehlen Ihnen, sich bereits aus der Behandlung heraus mit Ihrem Vorgesetzten in Verbindung zu setzen. Das schafft Klarheit für beide Seiten: Denn häufig weiß Ihr Vorgesetzter nicht, wie belastbar Sie nach Ihrer Rückkehr an den Arbeitsplatz sind, und Sie wissen nicht, mit welcher Einstellung Sie empfangen werden.

Allerdings will ein Gespräch gut vorbereitet sein. Bitte wählen Sie zunächst aus, welche Themen angesprochen werden sollen und machen Sie dann einen konkreten Plan für den Gesprächsablauf.

Meine Themen

Terminabsprachen	Resturlaub	Versetzung	Entlastung
Konflikte	Arbeitszeit	....	....

Wo und wann führe ich das Gespräch?

....

....

....

Handlung

(a) Um was geht es?

....

....

....

(b) Auf welches Verhalten muss ich bei mir besonders achten?

....

....

....

Ergebnis

....

....

....

....

AB 17 **Meine Leistungsgrenzen erkennen** **P**

Möglicherweise haben Sie in Ihrer Behandlung erkannt, dass Sie zum Erhalt Ihrer Gesundheit künftig bestimmte körperliche oder psychische Einschränkungen bzw. Leistungsgrenzen beachten müssen. Nicht immer wird dies bei Ihren Vorgesetzten oder Arbeitskollegen auf Gegenliebe stoßen. Hier bedarf es viel Fingerspitzengefühl, um gemeinsam einen fairen Ausgleich zwischen den eigenen Bedürfnissen und den Anforderungen des Betriebs zu finden.

Im ersten Schritt geht es um eine realistische Einschätzung der eigenen Leistungsgrenzen und Einschränkungen. Schreiben Sie daher zunächst auf, welchen Anforderungen am Arbeitsplatz Sie sich künftig nicht mehr gewachsen fühlen. Bitten Sie dann Ihren Bezugsarzt bzw. Ihre Bezugsärztin um dessen/deren Einschätzung.

Welche Tätigkeiten kann ich nach eigener Einschätzung an meinem Arbeitsplatz nicht mehr ausführen?	**Ärztliche Einschätzung**

AB 18 **Meine Leistungsgrenzen ansprechen** P

Nachdem Sie sich mit Ihrem Bezugsarzt bzw. Ihrer Bezugsärztin über die tatsächlich bestehenden Leistungsgrenzen und Einschränkungen ausgetauscht haben, geht es nunmehr darum, wie Sie dies an Ihrem Arbeitsplatz zur Sprache bringen können. Denken Sie daran, langfristige Arbeitszufriedenheit ist nur möglich, wenn ein für **beide** Seiten fairer Ausgleich zwischen Ihren Bedürfnissen und den Anforderungen des Betriebs gefunden wurde. Von daher kann es in dem Gespräch nicht darum gehen, einseitig eigene Ansprüche durchzusetzen.

Am besten formulieren Sie Ihr Anliegen in direkter Rede.

Gesprächspartner	**Günstige Gesprächssituation**

AB 19 | Meinen Arbeitsplatz sichern | P

Natürlich wünschen wir Ihnen einen sicheren Arbeitsplatz. Aber in der Realität sind heutzutage viele Arbeitnehmer von Kündigung bedroht. Nicht immer hat man als Arbeitnehmer einen Einfluss darauf, ob der eigene Arbeitsplatz dauerhaft erhalten bleibt oder nicht. Es lohnt sich allerdings durchaus, sich einmal darüber Gedanken zu machen, was man selbst zur Absicherung des eigenen Arbeitsplatzes beitragen kann.

Entscheiden Sie bitte zunächst, für wie sicher Sie Ihren Arbeitsplatz halten. Tragen Sie dann bitte möglichst konkret ein, was Sie zur Absicherung Ihres Arbeitsplatzes beitragen können.

	1 Jahr	**2 Jahre**	**5 Jahre**
Ich bin mir sicher, meinen Arbeitsplatz behalten zu können:	%	%	%

Auf folgende Weise kann ich zum Erhalt meines Arbeitsplatzes beitragen

Anhang

Dokumentationsbogen

Literatur

Autorenverzeichnis

Hinweise zu den Teilnehmermaterialien

Gruppe: .... Blatt: ....

Datum	Patient	Inhalte	Aufgaben

Literatur

Hillert, A., Koch, S. & Hedlund, S. (2007). Stressbewältigung am Arbeitsplatz. Ein stationäres berufsbezogenes Gruppenprogramm. Göttingen: Vandenhoeck & Ruprecht.

Koppenhöfer, E. (2004). Kleine Schule des Genießens. Lengerich: Pabst Science Publishers.

Lindenmeyer, J. (2016a). Alkoholabhängigkeit. Fortschritte der Psychotherapie – Manuale für die Praxis Bd. 6. (3. Aufl.). Göttingen: Hogrefe.

Lindenmeyer, J. (2016b). Lieber schlau als blau (9. Aufl.). Weinheim: Beltz.

Marlatt, G.A. & Gordon, J.R. (Eds.). (1985). Relapse prevention. New York: Guilford Press.

Prochaska, J.O. & DiClemente, C.C. (1986). Towards a comprehensive model of change. In W.R. Miller & N. Heather (Eds.), Treating addictive behaviors: Processes of change (pp. 3–27). New York: Plenum.

Rumpf, H.-J., Meyer, Ch., Kreuzer, A. & John, U. (2011). Prävalenz der Internetabhängigkeit (PINTA). Bericht an das Bundesministerium für Gesundheit, 31, 12.

Autorenverzeichnis

Dr. Silvia Beisel
salus Klinik Lindow
Straße nach Gühlen 10
16835 Lindow

Daniel Bents, Dipl.-Psych.
Psychotherapeutische Praxis
Jürgen-Wullenwever-Straße 15
23566 Lübeck

Reto Cina, Dipl.-Psych.
salus Klinik Lindow
Straße nach Gühlen 10
16835 Lindow

Tina Geiling, Dipl.-Psych.

Dirk Heise, Dipl.-Psych.
salus Klinik Lindow
Straße nach Gühlen 10
16835 Lindow

Ralf Jansen, Dipl.-Psych.
Praxis für Psychotherapie
Erich-Mühsam-Straße 16
16547 Birkenwerder

Rita Kolling

Dr. Yvonne J. Kulbartz-Klatt
Praxis für Psychotherapie
Kastanienallee 29/30
10435 Berlin

Christine Leicht, Dipl.-Psych.

Dr. Johannes Lindenmeyer
salus Klinik Lindow
Straße nach Gühlen 10
16835 Lindow

Raphael Sebastian-Rabel, Dipl.-Psych.
Praxis für Psychotherapie
Am Schlag 9
63654 Büdingen

Andre Seibt, Dipl.-Psych.
salus Klinik Lindow
Straße nach Gühlen 10
16835 Lindow

Robert Schöneck, Dipl.-Psych.
salus Klinik Lindow
Straße nach Gühlen 10
16835 Lindow

Katrin Vogelgesang, Dipl.-Psych.
Praxis für Psychotherapie
Lutherstraße 17
06886 Lutherstadt Wittenberg

Gabriele Waag, Dipl.-Psych.
Praxis für Psychotherapie
Kanalstr. 4–6
13599 Berlin

Hinweise zu den Teilnehmermaterialien

Die Materialien unterstützen Sie in der praktischen Arbeit. Sie stehen Ihnen auf psychotherapie.tools zur Verfügung. Den Freischalt-Code und eine Anleitung, wie Sie sich die Materialien herunterladen können, finden Sie ganz vorne im Buch. Im E-Book sind die Arbeitsblätter (im PDF-Format) bereits enthalten. Erfahrungsgemäß schätzen Patienten die Teilnehmermaterialien besonders, wenn diese nicht als lose Kopien, sondern als gedrucktes Heft benutzt werden können. Manchmal sind von einem Arbeitsblatt für einen Patien-ten mehrere Kopien anzufertigen (z. B. Risikotagebuch S. 50).

Die salus klinik Lindow kann über ihre Übungsfirma in der Arbeitstherapie »Büro« die Materialien auch in gedruckter und gebundener Form anbieten. Unter **www.salus-materialien.de** können Sie die gewünschten Materialien in beliebiger Stückzahl bestellen, Preise und Lieferbedingungen finden Sie ebenfalls dort.

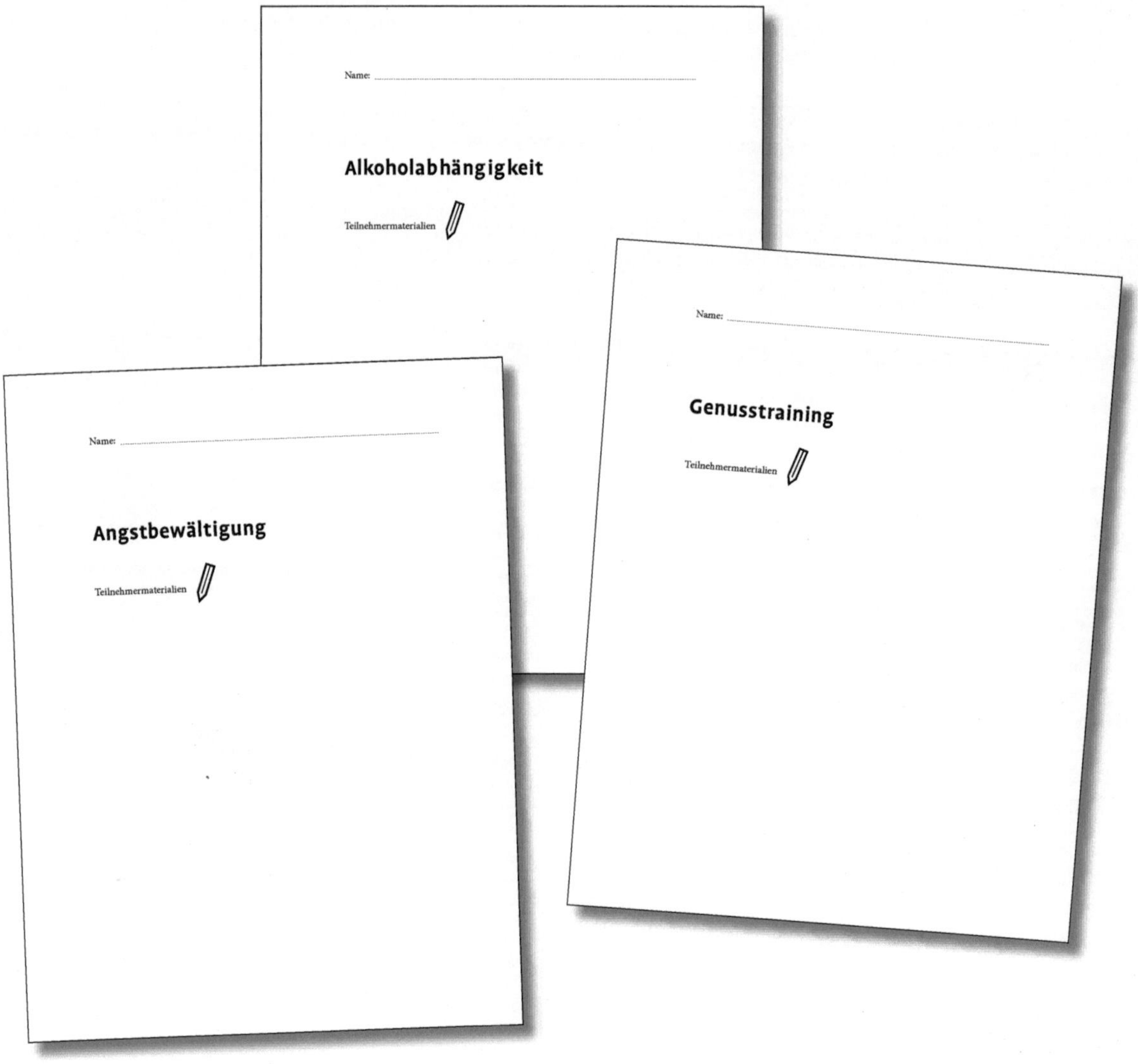